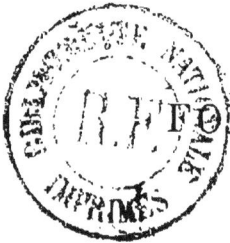

FORMULAIRE

DES

MÉDICATIONS NOUVELLES

8° Te

156 B

LIBRAIRIE J.-B. BAILLIÈRE ET FILS

BIBLIOTHÈQUE DE THÉRAPEUTIQUE publiée sous la direction de A. GILBERT, professeur de thérapeutique à la Faculté de médecine de Paris, et P. CARNOT, professeur agrégé de thérapeutique à la Faculté de médecine de Paris, 26 volumes in-8°, de 400 à 500 pages, avec figures . . . . 8 à 12 fr.

PREMIERS VOLUMES PARUS :

Physiothérapie, Mécanothérapie, Hydrothérapie, par FRAIKIN, GRENIER DE CARDENAL, CONSTENSOUX, TISSIÉ, DELAGENIÈRE, PARISET, 1909, 1 vol. in-8°, de 404 pages, avec 114 figures, cartonné. 8 fr.

Médicaments microbiens, Bactériothérapie, Vaccination, Sérothérapie, par METCHNIKOFF, SACQUÉPÉE, REMLINGER, L. MARTIN, VAILLARD, DOPTER, BESREDKA, WASSERMANN, LEBER, SALIMBENI, DUJARDIN-BEAUMETZ, CALMETTE, 1909, 1 vol. in-8°, de 404 pages, avec fig., cart. . . . . 8 fr.

Kinésithérapie, Massage, Mobilisation, Gymnastique, par CARNOT, DAGRON, DUCROQUET, NAGEOTTE-WILBOUCHEWITCH, CAUTRU, BOURCART, 1909, 1 vol. in-8°, 530 pages, avec 350 fig., cart. 12 fr.

BOCQUILLON-LIMOUSIN. — **Formulaire des Médicaments nouveaux,** par BOCQUILLON-LIMOUSIN, 21ᵉ *édition*, 1909, 1 vol. in-18, de 324 pages, cartonné . . . . 3 fr.

DANIEL (C.). — **Mémorial thérapeutique,** 1903, 1 vol. in-12, format portefeuille, de 240 pages. . . . . 2 fr. 50
Relié maroquin souple . . . . 3 fr. 50

GARDETTE (V.) — **Formulaire des spécialités pharmaceutiques pour 1909.** — Préface par le docteur A. MANQUAT. 1909, 1 vol. in-18, de 426 pages, cartonné . . . . 3 fr.

GILLET (H.). — **Formulaire des Régimes alimentaires.** 1897, 1 vol. in-16, de 316 pages, avec figures, cartonné . . . . 3 fr.

— **Formulaire d'Hygiène infantile individuelle.** — Hygiène à la maison, 1898, 1 vol. in-18, de 288 pages, avec 50 figures, cartonné. 3 fr.

— **Formulaire d'Hygiène infantile collective.** — Hygiène à l'école, à la crèche, à l'hôpital, 1899, 1 vol. in-18, de 264 pages, avec 47 figures, cartonné . . . . 3 fr.

— **Albuminuries intermittentes** (seconde enfance, adolescence), 1902, 1 vol. grand in-8° de 184 pages. . . . . 4 fr.

HERZEN. — **Guide-formulaire de thérapeutique,** 5ᵉ édit., 1909, 1 vol. in-18, 860 pages, relié . . . . 10 fr.

HUCHARD (H.). — **Consultations médicales, Thérapeutique clinique,** par le docteur HUCHARD, médecin de l'hôpital Necker, 1909, 1 vol. in-8°, de 600 pages. . . . . 12 fr.

MANQUAT. — **Traité élémentaire de Thérapeutique,** de matière médicale et de pharmacologie, 5ᵉ *édition*, 1903, 2 vol. in-8°. Ensemble, 2,104 pages . . . . 24 fr.

MARTIN (O.). — **Nouveau Formulaire magistral de thérapeutique clinique et de pharmacologie.** 3ᵉ *édition*, 1908, 1 vol. in-18, de 892 pages, relié. . . . . 10 fr.

VAQUEZ. — **Précis de thérapeutique,** 1907, 1 vol. in-8°, de 500 pages, cartonné. . . . . 10 fr.

FORMULAIRE

DES

MÉDICATIONS NOUVELLES

POUR 1909

PAR

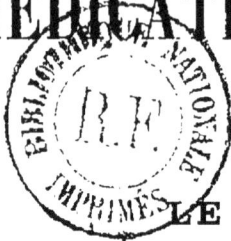

LE Dr H. GILLET

ANCIEN INTERNE DES HOPITAUX DE PARIS

CHEF DE SERVICE A LA POLICLINIQUE DE PARIS

———

PRÉFACE

PAR

H. HUCHARD

MEMBRE DE L'ACADÉMIE DE MÉDECINE

———

QUATRIÈME ÉDITION ENTIÈREMENT REFONDUE

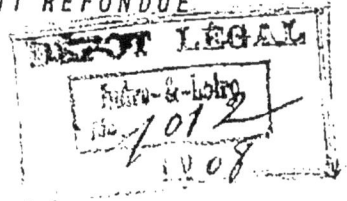

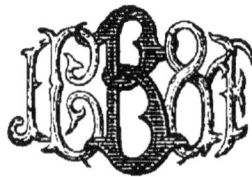

PARIS

LIBRAIRIE J.-B. BAILLIÈRE ET FILS

19, rue Hautefeuille, près du boulevard Saint-Germain

—

1909

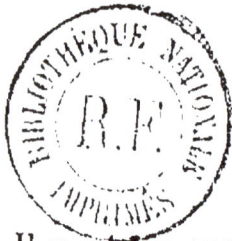

PRÉFACE

Il y a trois ans, je terminais le *Traité des maladies du cœur et de l'aorte* par cette phrase : « La thérapeutique est assez riche en médicaments, elle est trop pauvre en médications. » Telle est l'idée exprimée sur l'utilité de celles-ci, et toujours suivie dans mes volumes de *Consultations médicales*.

Vivant à l'ombre des doctrines régnantes, comme elles, les médications se fortifient, se transforment, se complètent incessamment, de sorte que le praticien a besoin d'avoir, non seulement dans sa bibliothèque, mais sur sa table de travail, toujours à portée de sa main, à côté d'un formulaire des médicaments nouveaux, un formulaire des médications nouvelles.

Rapidement et clairement, en 300 pages au plus, il fallait nous apprendre tout ce qu'il faut savoir au point de vue pratique sur les médications acides, anesthésiques, antifébriles, antiinfectieuses, antinévralgiques et antirhumatismales, antisyphilitiques et antituberculeuses, sur les médications colloïdales, déchlorurantes, hypotensives, ioniques, sur les diverses opothérapies (auxquelles il faut décidément préférer l'ancien nom d'organothérapie), la photothérapie, la sérothérapie, les sérums antidiphtérique, antipneumonique et antistreptococcique, antitúbercuLeux avec les diverses tuberculines, les sérums artificiels, etc.

Ce livre indispensable, si désiré, si attendu, le voilà! Et je suis doublement heureux et fier de le présenter aux médecins. Il émane d'un membre de ma chère famille médicale, puisque l'auteur a été autrefois mon interne très distingué dans mon service d'hôpital. Il obéit à cette idée maîtresse qui a régi tous nos travaux, toutes nos actions, qui depuis plus de vingt ans a dirigé la rédaction du *Journal des Praticiens* et que nous avons résumée dans cette phrase : « De la pratique, encore de la pratique, toujours de la pratique. »

C'est là le seul secret du succès de toutes les œuvres qui s'inspirent de la même pensée, savent allier la brièveté à la clarté; c'est le secret du succès considérable du frère aîné de ce livre, du formulaire des médicaments nouveaux de Bocquillon arrivé à sa 21ᵉ édition! Tel sera celui du docteur Gillet sur les médications nouvelles que j'ai l'honneur de présenter aux praticiens, et que tous les praticiens liront avec intérêt et profit pour eux, pour leurs malades.

H. Huchard.

Paris, 25 août 1908.

INTRODUCTION

DE LA QUATRIÈME ÉDITION

Chronologiquement ce formulaire représente une quatrième édition. En fait, c'est une publication presque entièrement nouvelle. Ce qui était neuf il y a quatre ans ne l'est plus aujourd'hui.

Depuis, les acquisitions thérapeutiques ont foisonné. Il reste peu de chose des anciens chapitres, et de ceux qui restent presque tous ont subi des remaniements et des additions multiples. Voilà pour le fond.

Pour la forme, on a conservé l'ordre alphabétique des matières comme plus commode pour la recherche ; mais on a le plus possible groupé les médications analogues sous une même rubrique, dans un chapitre d'ensemble.

On a conservé aussi le même ordre de développement dans les différents chapitres : Principes de la médication, nature des agents médicamenteux, mode d'administration, technique, doses, mode d'action, effets, résultats, accidents et contre-indications, tel est l'enchaînement des paragraphes qui permet le repérage facile.

Il est à espérer que le public médical qui a si bien accueilli les trois premières éditions, montrera la même bienveillance à cette quatrième si profondément remaniée et renouvelée.

H. GILLET.

FORMULAIRE

DES

MEDICATIONS NOUVELLES

———————

ACIDE (MÉDICATION).

Principe de la méthode. — S'opposer à l'*abaisse-ment du taux de l'acidité urinaire* et remonter cette acidité, d'où prescription d'acide et, en particulier, d'acide phosphorique (Joulie, Cautru, Bardet). S'opposer par l'acidification au dépôt des sels calcaires soit dans les artères [Voir aussi : *décalcifiante* (*médication*) (p. 113)], soit dans les articulations.

Nature des médicaments. Mode d'administration. — On peut varier dans une assez large mesure les médicaments acides. Voici les principaux :

I. Acide lactique :

LIMONADE LACTIQUE (Rumpf) :

> Carbonate de sodium. . . . . 105 grammes.
> Acide lactique. . q. s. pour saturer.

Ajouter :

Acide lactique.	10 grammes.
Sirop de sucre.	10 —
Eau	200 —

A prendre en plusieurs fois dans la journée, pendant un mois; cesser un mois, reprendre et alternativement jusqu'à résultat.

II. Acide phosphorique :

1° SOLUTION PHOSPHORIQUE (Joulie) :

Acide phosphorique officinal. . . .	15 grammes.
Phosphate acide de sodium.	30 grammes.
Eau distillée.	250 grammes.

Une cuillerée à café, dans la boisson, aux repas.

2° LIMONADE pouvant remplacer le vin et être prise avec plaisir :

Acide phosphorique officinal. . . .	28 grammes.
Alcoolature d'orange.	20 —
Sirop de sucre	250 —
Eau distillée . . . q. s. pour faire	1 litre.

(BARDET).

100 cc. de cette préparation contiennent 1 gr. d'acide anhydre, à condition que l'acide officinal employé soit exactement au titre de 35,4 p. 100 d'acide anhydre. La dose employée couramment d'acide phosphorique anhydre étant de 1 à 5 ou 6 gr. par jour, on fera prendre au malade de un à six demi-verres ordinaires à boire, étant donné que le verre ordinaire est d'une contenance de 200 cc.

3° On peut préparer extemporanément :

Eau sucrée.	1 verre.
Acide phosphorique officinal . .	5 à 10 gouttes.
Alcoolature d'oranges douces . .	5 à 10 gouttes.

(BARDET).

4° Elixir fort agréable :

> Blanc d'œuf . . . . 60 grammes.
> Acide phosphorique officinal. . . . 58 —
> Eau distillée . . . q. s. pour faire 400 cc.

Laisser en coction au bain-marie jusqu'à complète dissolution, filtrer, puis ajouter, lentement et en agitant, le mélange suivant :

> Alcoolature d'orange. . . . . 200 grammes.
> Sirop de sucre. . . . . 400 —
> Compléter 1 litre avec de l'eau distillée.
>
> (ADRIAN).

On fait prendre au malade, au cours du repas, dix à quinze cuillerées à café étendues d'eau pour remplacer la boisson habituelle.

5° Ou bien :

> Acide phosphorique officinal . . . . 17 grammes.
> Phosphate de soude . . . . 34 —
> Eau distillée . . . . 250 —
>
> (JOULIE).

Trois à douze cuillerées à café par jour dans l'eau simple ou sucrée (Joulie).

6° Ou :

> Phosphoglycérate acide de sodium à
>   90 p. cent . . . . 220 grammes.
> Acide phosphorique officinal de den
>   sité 1,35 . . . . 67 —
> Eau bouillie . . . q. s. pour faire 1 litre.
>
> (BARDET).

Deux à trois verres par jour.

7° Ou simplement chez les intolérants :

Phosphoglycérate acide de sodium à
    90 p. cent . . . . 220 grammes.
Eau bouillie . . . . . q. s. pour faire   1 litre.
                        (BARDET).

Deux ou trois verres à liqueur par jour.

Dose. — On donne de 1 à 6 gr. d'acide phosphorique anhydre par jour, dilué à 1 gr. pour 100 cc., par fractions.

Accidents. — La médication phosphorique ne doit pas être trop prolongée : on a accusé des dégénérescences graisseuses du foie, de l'albuminurie; faire des intermittences.

Indications. — *Artériosclérose, rhumatisme.* [Voir aussi : *Ionique (médication)* (p. 122)], *neurasthénies diverses, dyspepsies hypoacides et hyperacides, arthritisme, eczéma* (Cautru), *lymphatisme, rachitisme, cancers, tuberculose.*

Contre-indications. — *Ulcération gastrique,* état inflammatoire du tube digestif [donner alors glycérophosphates acides (Bardet)], cirrhoses hépatiques, traitement arsénical (Cautru).

ANALGÉSIQUES (MÉDICATIONS).

Badigeonnages analgésiques.

Principe de la méthode. — Faire cesser la douleur par la simple application externe d'un médicament.

Nature des médicaments. — On a essayé depuis longtemps l'éther, le chloroforme, qui agissent plutôt comme révulsifs.

La créosote et son principe actif, le gaïacol, sembleraient donner de bons résultats.

Mode d'application. — En application locale sur le trajet douloureux; recouvrir de taffetas ciré.

C'est ainsi que contre la névralgie intercostale des tuberculeux, Ferrand se servait de :

Gaïacol . . . . ⎰ ãã. q. e.
Glycérine . . . . ⎱

ou encore :

Gaïacol . . . . 2 grammes,
Vaseline . . . . 18 —

En onctions sur la région douloureuse.

Dans le rhumatisme : salicylate de méthyle *en badigeonnages sur l'articulation douloureuse.*

Effets. — Ces substances, nullement irritantes pour la peau, même recouvertes d'une toile imperméable, font disparaître la douleur en quelques heures; elle se reproduit, mais cède de nouveau à une nouvelle application.

Mode d'action. — Le mélange glycériné n'agit pas sur la température. On peut sans doute l'expliquer par la faible absorption qui se fait en pareil cas; cette absorption existe, mais elle est très faible, ce qui est dû sans doute au défaut d'absorption de la glycérine par la peau

Ferrand pensait que si l'on veut obtenir une action anesthésique, il faut se servir du mélange de glycérine et de gaïacol; si l'on veut au contraire avoir une action antipyrétique, c'est au badigeonnage de gaïacol pur qu'il faut avoir recours.

Le salicylate de méthyle est absorbé et passe dans les urines, ce qu'on reconnaît facilement à l'aide du perchlorure de fer.

Indications. — *Névralgies,* en général (Ferrand, J. Lucas-Championnière), fluxion des *oreillons,* rhumatismes.

ANESTHÉSIQUES (MÉDICATIONS).

ANESTHÉSIE LOCALE.

Badigeonnages anesthésiques.

Pour anesthésier les muqueuses, le tympan, on peut utiliser le *liquide de Bonain*[1] ou mieux la formule modifiée suivante :

Phénol absolu ou synthétique . . .	1 gramme.
Menthol	1 —
Chlorhydrate de cocaïne	1 —
Chlorhydrate d'adrénaline	1 milligr.

Mêler le phénol et le menthol dans une capsule en chauffant légèrement; dans le liquide sirupeux, faire dissoudre cocaïne et adrénaline.

ANESTHÉSIE GÉNÉRALE.

Chloroformisation médicale (*coqueluche et affections spasmodiques*).

Ce n'est pas là une médication absolument nouvelle, mais l'application nouvelle de la chloroformisation à quelques affections médicales spasmodiques.

---

[1] Bonain, *Bulletin de la Société française de laryngologie, d'otologie et de rhinologie,* mai 1898.

Nature du médicament. — Chloroforme anesthésique chimiquement pur et récemment distillé.

Mode d'administration. — A l'aide de l'appareil à oxygène du Dr Guglielminetti ou de tout autre appareil à anesthésier permettant un bon dosage, le Dr H. de Rothschild[1] soumet les coquelucheux à une chloroformisation de cinq minutes jusqu'à résolution seulement.

Effets. — Non seulement la chloroformisation agirait sur la quinte présente, mais elle influencerait l'état spasmodique en général et amènerait une cessation plus rapide des quintes de la coqueluche.

Loin de provoquer le vomissement, le chloroforme arrêterait la série de vomissements que provoquent les quintes de la coqueluche.

La durée moyenne de la coqueluche serait raccourcie.

Indications. — *Convulsions diverses, affections spasmodiques* et, en particulier, *coqueluche, tétanie* (Escherich). C'est la même médication déjà appliquée à l'éclampsie puerpérale.

Lumière bleue.

Principe de la méthode. — Il est de notion courante que chacune des couleurs du spectre solaire impressionne d'une manière différente les animaux et les plantes.

---

[1] H. DE ROTHSCHILD, *Société médicale des hôpitaux,* 18 mai 1907.

Effets. — La lumière bleue possède une influence calmante, sédative, et procure un sentiment de bien-être. La fixation des yeux, pendant quelques instants, sur cette lumière produit une insensibilisation de la face qui permet de pratiquer quelques petites opérations sur cette région, extractions dentaires ou autres.

Technique (Redard, de Genève, et Cavalié, de Bordeaux [1]). — 1º Se munir d'une lampe électrique de seize bougies, à verre coloré d'un bleu intense et aussi pur que possible.

2º Préparer le sujet à cette médication toute nouvelle et qui le surprend. Le rassurer, lui expliquer qu'il sera non endormi, mais insensibilisé, lui inspirer la confiance (suggestion).

3º Asseoir le malade dans le fauteuil dont le dossier est un peu incliné en arrière. La lampe, munie d'un bon réflecteur, est placée devant ses yeux à une distance de 12 à 16 cm.

4º Recouvrir la tête du malade et la lampe d'un tissu (toile, satinette) bleu, de façon à empêcher la lumière diffuse du jour d'impressionner ses yeux. Une ouverture ménagée dans le voile bleu, munie d'une petite plaque de verre bleu, permet à l'opérateur de surveiller la fixation des yeux et le visage du malade.

5º Faire fixer la lampe bleue.

---

[1] M. CAVALIÉ, Insensibilisation à l'aide de la lumière bleue, détails de technique (*Gaz. hebd. de méd. de Bordeaux*).

6° La tranquillité est de rigueur ; pas de bruit dans la salle d'opération ; le moins de paroles possible.

7° Deux à trois minutes de fixation sont suffisantes pour obtenir l'insensibilité.

Indications. — Opération sur la face, la bouche, les dents, névralgies de ces régions.

ANTICOAGULANTE (MÉDICATION).

Principe de la méthode. — Modifier le sang de façon à empêcher sa coagulation.

Nature des médicaments. — *Extrait de sangsues. Sérum artificiel à forte dose* et, en particulier, les solutions anticoagulantes isotoniques suivantes :

N° 1.	Fluorure de sodium	0 gr. 32
	NaCl	0 gr. 28
	Eau distillée.	100 grammes.
N° 2.	Citrate de soude.	0 gr. 30
	NaCl	0 gr. 82
	Eau distillée.	100 grammes.
N° 3.	NaCl	0 gr. 90
	Eau distillée.	100 grammes.
N° 4.	Extrait de sangsues	1 partie.
	Eau physiologique à 9 %	100 grammes.

Dose. — Selon les cas et les solutions, 10 à 20 cc. jusqu'à 125 cc.

Répéter à intervalle de quelques jours

Mode d'administration. — *Extrait de sangsues*, injections sous-cutanées, par voie buccale, ou rectale.

Sérum artificiel, en injections sous-cutanées, intraveineuses (?), par voie rectale.

Indications. — *Phlébite puerpérale, variqueuse, phlegmasia, thrombose.*

ANTICOQUELUCHEUSES (MÉDICATIONS).

Voir : *Médications anesthésiques, chloroformisation médicale* (p. 6), *sérothérapie anticoquelucheuse* (p. 228).

Quinisation.

L'emploi de la quinine dans la coqueluche date déjà de loin. Binz l'a repris, mais avec des doses élevées, possibles chez les enfants avec les nouveaux sels, éthers de quinine, *euquinine, aristochine.*

Des résultats satisfaisants ont été publiés par le Dr Bardet[1].

Dose. — 15 centigr. jusqu'à 20 centigr. par année d'âge.

Contre-indication. — Intolérance quinique.

Vaccination.

Principe de la méthode. — L'observation ayant semblé montrer l'influence du vaccin jennérien sur la coqueluche (Cacho, Pesa, Celli), on cherche par la vaccination à atteindre le principe infectieux de la coqueluche. C'est toute autre chose que le vaccin de la coqueluche.

Nature de l'agent thérapeutique. — C'est la lymphe vaccinale ordinaire qu'on emploie.

Mode d'administration. — Vaccination dans les

---

[1] Bardet, La quinine dans la coqueluche (*Société de thérapeutique*, Paris, 1907).

mêmes conditions que d'habitude, par insertion sous-épidermique. On peut avec avantage multiplier les piqûres et inoculer de grandes quantités de lymphe vaccinale.

Il n'est possible d'appliquer la méthode qu'aux enfants non encore vaccinés. Toutefois on pourrait peut-être pratiquer les inoculations même à ceux qui l'ont été, même s'ils ne sont pas à l'âge d'une revaccination pouvant être couronnée de succès.

Effets. — En dehors de l'évolution de la vaccine qui se produit normalement, on remarque, après que la poussée fébrile inhérente à la vaccination a cessé, un changement dans la nature de la toux, qui a perdu son caractère spécifique : plus d'accès, plus de quintes.

Mode d'action. — Il y aurait dans le vaccin un antidote véritable. On aurait pu objecter que le caractère convulsif cède par suite de la fièvre, fait habituel dans les affections spasmodiques : *febris solvit spasmos*, comme le disaient les anciens. Toutefois M. Celli a observé que l'apparition d'une varicelle n'avait aucune influence, malgré la fièvre, sur la coqueluche. Donc la vaccine agit plus que par la détermination de la fièvre.

Indication. — La *coqueluche*.

ANTIDIPHTÉRIQUE (MÉDICATION).

Ferment pyocyanique (pyocyanase [1]).

---

[1] R. EMMERICH, Le ferment pyocyanique (pyo-cyanate) comme moyen très efficace de traitement de la diphtérie (*Münchener medizinische Wochenschrift*, 5 et 12 nov. 1907).

Principe de la méthode. — Dissoudre, par un ferment bactériolytique, le bacille diphtérique.

Nature et mode de préparation du médicament. — Culture en milieu liquide de bacille pyocyanique, faire tomber au fur et à mesure au fond du vase les fausses membranes de microbes qui se développent à la surface.

Au bout de trois à quatre semaines, il ne se reproduit plus de pellicules.

Quand les fausses membranes précipitées se sont désagrégées et dissoutes, filtrer le liquide à travers un filtre Berkefeld, évaporer dans le vide jusqu'au dixième du volume primitif.

Mode d'administration. — En pulvérisations dans la gorge. En inhalations avec des vapeurs chaudes à l'aide d'un pulvérisateur ou d'un insufflateur.

Répandre sur la plus grande surface possible.

Doses. — 3 à 4 cc. de pyocyanate chauffé à 40°.

Faire plusieurs applications à la file après avoir fait cracher.

Répéter quatre à cinq fois chaque jour.

Effets. — Destruction des bacilles dans les fausses membranes et les muqueuses. Arrêt de la multiplication des bacilles qui ne sont pas tués. Destruction ou arrêt du développement des streptocoques et de staphylocoques concomitants. Ne dissout pas le bacille tuberculeux.

Neutralisation de la toxine diphtérique.

Dissolution des fausses membranes par fonte.

Chute rapide de la température.

Amélioration de l'état général.

Résultats. — Sur 32 cas, 1 mort seulement (cas grave).

Indications. — *Diphtérie*, mais aussi contre les affections à microbes divers : *choléra, typhoïde, peste, blennorragie, grippe, méningite.*

Voir : *Sérum antidiphtérique*, p. 229.

ANTIÉMÉTISANTE, ANTIVOMITIVE (MÉDICATION).

Certaines substances déjà utilisées dans la thérapeutique peuvent à l'emploi révéler des qualités jusque-là négligées. Il en serait ainsi du citrate de soude[1] qui, antidyspeptique, agit aussi comme antiémétisant[2].

Nature du médicament et mode d'administration.

Citrate de soude fraîchement préparé. 5 grammes.
Eau distillée . . . . 300 —

A donner par cuillerées à café ou par cuillerées à dessert selon les âges, dans du lait, au début des tétées.

Citrate de soude fraîchement préparé. 5 grammes.
Sirop simple. . . . . 20 —
Eau distillée . . . . 250 —

Indications. — Troubles gastro-intestinaux divers, vomissements incoercibles des nourrissons

---

[1] AUSSET, Sur l'emploi du citrate de soude comme antiémétique et comme eupeptique chez les nourrissons (*Pédiatrie pratique*, 1er avril 1905).

[2] LOUIS LACHENY, Le citrate de soude. Son rôle dans les fonctions de l'estomac, son emploi dans la thérapeutique gastrique (Thèse de Paris, 1906).

(Variot)[1], vomissements de la grossesse.

ANTIFÉBRILES (MÉDICATIONS).

Badigeonnages antifébriles ou méthode antipyrétique externe.

Pour abaisser la température, on peut, au lieu de médicaments antipyrétiques ou de l'hydro-thérapie, employer la méthode antipyrétique externe, car certaines substances employées en badigeonnages sur la peau provoquent un abaissement plus ou moins marqué de la température générale.

Nature des agents médicamenteux. — Elle est très variable.

Un certain nombre d'alcaloïdes ou de glyco-sides ont été essayés avec succès. Ce sont : la cocaïne, la solanine, l'helléboréine, la spartéine (Geley). Quelques-uns appartiennent déjà à la classe des anesthésiques.

Le gaïacol et ses homologues se classent dans ce genre de substances.

Mode d'administration et technique. — C'est exclusivement en badigeonnages sur la peau qu'on intervient.

Ces badigeonnages n'ont pas besoin de recouvrir une grande surface cutanée, mais il faut que la quantité de liquide pénètre.

---

[1] VARIOT, *Clinique infantile*, 15 septembre 1901 et 15 juillet 1906.

A cet effet, la peau est soigneusement lavée et nettoyée au savon ; puis le savon est enlevé par l'alcool et l'essuyage.

On a aussi mis en usage des pommades, en frictions énergiques.

Lieux d'application. — Il n'est pas nécessaire, même pour des affections à déterminations locales, de choisir telle ou telle région de préférence pour les applications ; en général, on préfère des régions facilement découvertes, comme la partie antérieure et supérieure de la cuisse ; mais on peut en adopter une autre qui paraîtrait plus commode, selon les circonstances.

Dose. — Ces substances sont employées en solutions dont le titre peut varier.

Ainsi on utilise, pour la cocaïne, la solanine et la spartéine, la solution au vingtième ; pour l'helléboréine, celle au centième.

On utilise pour chaque badigeonnage une quantité de ces solutions égale à 2 ou 4 gr.

Mode d'action. — Il ne semble pas s'agir, dans cette antipyrèse par applications externes, d'effets d'absorption médicamenteuse ; l'action habituelle des substances employées, lorsqu'on les administre soit par la voie buccale, soit par injection hypodermique, contredirait cette interprétation, quoiqu'on retrouve les substances dans l'urine.

L'explication la plus probable de l'action antipyrétique ressortirait à la mise en branle par voie réflexe du ou des centres nerveux régulateurs de la thermogenèse.

On constate en effet que le résultat peut varier, selon qu'on applique la méthode sur un sujet hyperthermique ou bien hypothermique. Chez le premier, il y a abaissement de la température ; chez le second, augmentation.

Il est aussi à remarquer que les substances capables d'agir sur la thermogenèse appartiennent au groupe des anesthésiques locaux, telle la cocaïne, telle l'helléboréine, quoique dangereuse et irritante, telle la spartéine, tel le gaïacol, etc.

Effets thérapeutiques. — L'effet le plus immédiat des applications cutanées locales consiste, chez les fébricitants, en un abaissement de la température générale.

Cet abaissement met environ une heure (cocaïne, helléboréine) ou plus (spartéine) avant de se manifester. Il débute par un changement de 1 à 2/10 de degré en moins, pour se continuer progressivement pendant deux ou trois heures et atteindre 4° parfois.

Mais le résultat obtenu n'est pas très durable ; en moins d'une heure, le thermomètre remonte à son point initial.

Pendant tout le temps qu'a duré l'abaissement de la température, le malade ressent une euphorie bienfaisante, une sédation marquée des symptômes morbides, un état de bien-être agréable.

Inconvénients, accidents. — A côté de ces avantages, il ne faut pas ignorer l'*action* parfois *dépressive* que la méthode antipyrétique externe peut exercer sur le cœur et sur les centres nerveux.

On a signalé des tendances au collapsus, des syncopes, par suite de l'exagération de l'action thérapeutique.

Il faut aussi noter la durée éphémère du résultat, qui force à la répétition des applications.

Même dans les maladies fébriles, on ne peut compter sur cette nouvelle méthode que dans les affections à manifestation cutanée. Au contraire, dans les pyrexies avec lésions localisées, comme la pneumonie, la fièvre typhoïde, la tuberculose pulmonaire, l'échec est presque inévitable.

Indications. — Les médicaments de la méthode antipyrétique externe ne constituent nullement des agents spécifiques de telle ou telle maladie ; ce sont des moyens de thérapeutique symptomatique. Ils s'adressent à la *fièvre* de quelque nature qu'elle soit. Toutefois, ils n'ont d'action marquée que sur les maladies générales exanthématiques. C'est dans l'*érysipèle,* la *rougeole,* la *scarlatine,* la *variole,* l'*érythème noueux,* l'*eczéma fébrile,* que l'on obtient les meilleurs résultats.

Contre-indications. — On devra éviter de les employer dans les affections ou dans les cas où l'*hypothermie* serait à craindre.

Voici les particularités à noter lorsqu'on emploie telle ou telle des substances précédentes :

A. *Alcaloïdes ou glucosides en applications externes antithermiques.* — Jusqu'ici on a surtout expérimenté avec les sels de spartéine et avec ceux de cocaïne.

Effets. — Dans les affections à localisation précise sur un organe important, maladies à détermination centrale ou viscérale, à part les modifications momentanées de la température des vingt-quatre heures, l'action thérapeutique des badigeonnages reste à peu près nulle et ne modifie guère la marche, la durée et la gravité de l'affection (L. Guinard et G. Geley).

B. *Spartéine en applications externes antipyrétiques.* — Mode d'application. — Le manuel opératoire, d'après G. Geley (d'Annecy), est simple, mais soumis à des règles précises, qu'il résume ainsi :

1º Faire le badigeonnage sur la peau saine (cuisse de préférence);

2º Le recouvrir d'un enveloppement imperméable ;

3º Le pratiquer à un moment où la température ne monte pas ; le soir de préférence.

Dose. — La dose employée est de 4 à 5 gr. de solution ou de pommade de spartéine à 1/20.

Il faut de 1 à 4 badigeonnages pour la guérison complète ; très exceptionnellement davantage.

Mode d'action. — L'explication physiologique de l'antipyrèse n'est pas dans l'absorption du médicament, mais dans un effet local sur les terminaisons des nerfs centripètes mettant en mouvement, par voie réflexe, le système de la thermogenèse. L'action curative est due probablement à une modification du terrain par les phénomènes vaso-moteurs (G. Geley).

Effets. — C'est surtout dans les maladies éruptives que les badigeonnages de spartéine montrent une action remarquable.

1º Du côté de la température, après chaque badigeonnage, il y a baisse pendant douze heures environ, dans des proportions variant de 1 à 5º, et elle ne revient pas entièrement à son point de départ. La courbe générale est modifiée, ne présente plus de plateau, mais une courte série de grandes oscillations rapidement décroissantes, et ramenée parfois rapidement à la normale.

2º Du côté de l'exanthème, celui-ci cesse de s'étendre, pâlit et disparaît.

Indications. — La *rougeole*, la *scarlatine*, l'*érythème noueux*, l'*eczéma* avec *fièvre*, l'*érysipèle* et la *variole*.

C. *Cocaïne en applications externes antipyrétiques.* — **Mode d'application.** — En badigeonnages avec des solutions ou en pommades.

Lieu d'application. — Sur la cuisse.

Dose. — 0 gr. 05 de chlorhydrate de cocaïne à 0 gr. 10 dans 1 gr. d'eau (Geley).

Mode d'action. — C'est par réflexe nerveux périphérique qu'agit la cocaïne en applications externes.

Effets. — On obtient un abaissement thermique de 1º à 2º.

D. *Gaïacol.* — **Nature du médicament.** — C'est le gaïacol synthétique, cristallisé, qu'on emploie, ou simplement le gaïacol liquide, qui ne contient que 40 p. 100 de gaïacol; mais le créosol qu'il contient agit de même. Chez l'enfant, on dilue au 10e, avec l'alcool.

Dose. — Le badigeonnage se fait avec 1 ou 2 cc., rarement avec trois.

A doses plus fortes, on a des accidents : sueurs profuses, tendance au collapsus (Brice).

Mode d'action. — D'après Linossier et Lannois (de Lyon), le gaïacol s'élimine par l'urine à la suite de badigeonnages pratiqués sur la peau à l'aide de cette substance.

Il y a absorption du gaïacol par la peau. Celle-ci se produit en effet avec autant d'intensité, quand le sujet respire, à l'aide d'un tube, en dehors de la salle où il se trouve. On ne saurait donc incriminer l'absorption pulmonaire.

A la suite de badigeonnages de 2 gr. de gaïacol, l'élimination par le rein est déjà manifeste après un quart d'heure ; la proportion dans l'urine est la plus forte de une heure et demie à quatre heures après, et on l'a vue atteindre 3 gr. 3 par litre. Elle décroît rapidement après six à sept heures. Après vingt-quatre heures, l'analyse ne décèle plus que des traces de gaïacol.

La proportion totale éliminée a atteint jusqu'à 1 gr. 11, soit 55,5 p. 100 de la quantité employée en badigeonnage.

Ces recherches présentent un double intérêt :

1° Beaucoup de physiologistes refusant encore à la peau toute propriété absorbante, il est intéressant de trouver une substance à l'égard de laquelle la peau présente un pouvoir absorbant comparable à celui de l'intestin.

2° Au point de vue pratique, les badigeonnages de gaïacol pourront être utilisés pour suppléer très simplement l'ingestion, ou l'injection sous-cutanée de cette substance, ou pour en compléter l'effet.

Il y a nécessité d'envelopper la surface badigeonnée de taffetas imperméable, taffetas chiffon ou autre, pour assurer l'absorption, et de multiplier les badigeonnages, l'élimination du gaïacol absorbé étant très rapide.

L'action des badigeonnages peut varier avec les mélanges employés (Voir *Badigeonnages analgésiques*, p. 4).

Toutefois, certains auteurs rapportent l'action antithermique non au gaïacol absorbé en quantité insuffisante, mais à l'irritation cutanée, d'où réflexe sur le centre thermogène.

Pour J. Courmont et J. Nicolas[1], le gaïacol, aux doses qui pénètrent dans l'organisme humain, à la suite de plusieurs badigeonnages cutanés, n'a aucune influence directe sur l'évolution des lésions tuberculeuses du cobaye, et l'amélioration ou la guérison obtenue chez certains tuberculeux, spécialement chez des granuliques, n'est due ni à l'action spécifique du gaïacol absorbé, ni à l'abaissement immédiat, mais passager, de la

---

[1] *Prov. méd.*, 16 févr. 1890.

température, mais à la *régulation* définitive de la courbe thermique, redevenue normale après deux ou trois badigeonnages : phénomène permettant à l'organisme humain de lutter efficacement contre la bacillose à l'aide de ses moyens habituels de défense.

Effets. — A la suite des badigeonnages avec le gaïacol, on observe un abaissement de la température aussitôt après les badigeonnages à la dose de 1 gr. 50 ; l'abaissement persiste pendant trois heures, puis la température remonte et dépasse même quelquefois le point primitif (Gilbert).

Tous les malades ne réagissent pas au gaïacol, et d'autre part, il se produit une sorte d'accoutumance au bout de quelques jours (Gilbert, Capitan).

Indications. — Comme avec les autres substances capables d'abaisser la température lorsqu'on les applique simplement sur la peau, le gaïacol peut s'employer de cette manière dans tous les cas de fièvre, à condition qu'il existe des manifestations cutanées : *érysipèle, érythème noueux, eczéma fébrile, rougeole, scarlatine, variole.*

ANTIGOUTTEUSE OU ANTIURICÉMIQUE (MÉDICATION).

Principe de la méthode. — Deux buts : soit diminuer la production de l'acide urique, soit empêcher la rétention de l'acide produit, en facilitant son élimination. On remplit le premier par le régime, l'hygiène et la gymnastique ; le second, par des médicaments.

Nature des médicaments. — Une série de médicaments rendent l'acide urique plus soluble, d'où son départ plus rapide hors de l'économie ; les uns, anciennement connus : les alcalins, sels de soude, de lithine ; les autres, plus récents, dont les principaux : la lysidine, la pipérazine et l'acide quinique.

On emploie en particulier : *chlorhydrate de pipérazine, tartrate de diméthylpipérazine* ou *lycétol, quinate de pipérazine* ou *sidonal, quinate de lithine* ou *urosine* (Huchard), *quinoformine* (Bardet[1]), ou *quinate d'hexaméthylène-tétramine.*

Dose. — Pipérazine (chlorhydrate de) : 1 gr. par jour ; lycétol : 2 gr., en cachets ou en injections hypodermiques ; sidonal : 3 à 5 gr., même 8 gr. ; quinate de lithine : 1 à 2 gr. ; quinoformine : 2 à 3 gr. ; inutile de dépasser 5 à 6 gr.

Mode d'action. — Ces médicaments aident, par combinaison avec le glycocolle, à la transformation de l'acide urique peu soluble en acide hippurique très soluble.

Incompatibilités. — Avec les quinates, il ne faut pas associer des acides dans la même formule. Le quinate de lithine est un sel acide.

La lysidine et la diméthylpipérazine donnent les urates les plus solubles, dont respectivement 4 gr. 195 et 5 gr. 37 à + 15° se dissolvent dans 100 cc. d'eau distillée.

---

[1] G. Bardet, La quinoformine dans la diathèse urique (*Société de thérapeutique,* 24 juin 1903).

Indications. — *Arthritisme, diathèse urique, goutte, gravelle urique, rhume chez un goutteux, migraine.*

ANTI-INFECTIEUSES (MÉDICATIONS).

Abcès de fixation ou méthode de Fochier (de Lyon). Pyogénèse aseptique artificielle.

Principe de la méthode. — C'est un peu la reprise de la pratique du vieux cautère et de la théorie de l'émonctoire, mais avec l'asepsie en plus. L'observation avait semblé montrer qu'en provoquant une inflammation suppurative non septique dans différents points du corps au moyen d'injections irritantes d'huile de térébenthine ou d'autres substances capables de faire naître du pus collecté, on parvenait pour ainsi dire à épurer le sang et à empêcher l'intoxication due aux infections diverses ; d'où l'idée d'instituer cette méthode de traitement des affections pyogéniques ou autres par la provocation d'abcès artificiels (abcès de fixation).

Nature de la médication. — On fait usage d'essence de térébenthine, de térébenthine vieillie ou additionnée de 1 pour 5 de térébenthine de Venise, mais rarement d'éther, de nitrate d'argent, etc.

Mode d'administration. — — C'est exclusivement en injections sous-cutanées directement sous la peau qu'on injecte les corps pour provoquer une réaction inflammatoire, mais aseptique.

Lieux d'injections; lieux d'élection. — La partie moyenne de la face externe de la cuisse.

Ne *pas* faire d'*injections aux membres* supérieurs, par suite de la trop faible circonférence de la région.

Si, après vingt-quatre heures, il n'y a pas signe de réaction, recommencer l'opération au même point. N'ouvrir qu'après chute nette de la température, sans attendre cependant jusqu'à décollement étendu.

Dose. — De quelques gouttes à 1 cc., selon l'effet à produire; maximum, 1 à 2 cc. (Lemoine).

Mode d'action. — On provoquerait ainsi, non seulement une espèce de dérivation, d'émonctoire, mais une exaltation du pouvoir phagocytaire et bactéricide des leucocytes, non seulement localement, mais dans tout l'organisme (Conor [1]).

Si on a parfois rencontré dans ces abcès le même microbe que celui de la maladie traitée, le plus souvent l'abcès est absolument stérile; mais on y rencontre des poisons, non seulement microbiens, mais même végétaux ou minéraux.

Il y a vers l'abcès un *appel électif de poison*, qui, pour l'arsenic et le mercure par exemple, serait quatre à cinq fois plus fort que pour le reste des organes.

---

[1] Conor, Sur le mode d'action des abcès de fixation (*Société de biologie,* 16 juin 1906).

C'est donc un peu plus que le vieux cautère ou l'ancien vésicatoire[1].

Effets. — A. Locaux. — Localement, développement d'inflammation suppurative, avec ses symptômes locaux : rougeur, chaleur, douleur.

B. Généraux. — Comme retentissement général : frisson, fièvre, embarras gastrique. Peu à peu amélioration : le poumon par exemple semble se dégorger et la régression des phénomènes morbides commencer.

Accidents. — Cette méthode aurait pu exposer à de sérieux dangers et provoquer de la néphrite (Semmola). Il est vrai que les abcès s'étaient infectés. Il faut donc y veiller.

Indications. — *Infections puerpérales*[2] graves et différentes infections : *pleurésie purulente, méningite cérébro-spinale* (Vallot)[3], et surtout *pneumonie*[4] (principalement formes graves et traînantes, n'entrant pas en défervescence après dix

---

[1] Jacques Carles, Les Abcès de fixation dans les maladies infectieuses et les intoxications (thèse de Bordeaux, novembre 1902, et *Journal de médecine de Bordeaux*, 15 janvier 1905).

[2] Thiroloix, Pyogénèse aseptique artificielle (*Bulletin médical*, nº 65, 21 août 1907, p. 749).

[3] Vallot, Traitement de la méningite cérébro-spinale par les abcès de fixation, trois cas, trois guérisons (*Association française pour l'avancement des sciences*, Cherbourg, août 1905).

[4] Genest et Genairon, Traitement des pneumonies graves par les injections d'essence de térébenthine (*Loire médicale*, 1905).

jours), *bronchopneumonie* [1], *fièvre typhoïde*, *septi-cémie, érysipèle* (Chantemesse), *purpura* (Ed. Hirtz), *intoxications diverses*.

Contre-indications. — Complications rénales, diabète.

Leucothérapie (Leucoprophylaxie) [2].

Principe de la méthode. — Provoquer artificiellement une leucocytose de défense destinée à résister aux infections, fournir plus de leucocytes pour la phagocytose.

Tel est le but vers lequel tendent les efforts thérapeutiques rangés sous la dénomination générale de leucothérapie.

En somme, on cherche à profiter des propriétés diverses des leucocytes, et en particulier de la phagocytose. On utilise un des procédés de défense naturels de l'organisme en l'exaltant.

Nature de la médication. — Les procédés capables de provoquer artificiellement la leucocytose forment une longue liste; les plus utilisables en pratique sont les suivants :

1° Solution de sérum artificiel NaCl, 7 gr. 5; eau, 1 litre;

2° Eau distillée à la dose de 250 cc.;

. [1] LEMOINE, Traitement du catarrhe suffoquant par les abcès de fixation (*Soc. méd. des hôp.*, 3 mars, et discussion, 10 mars 1905). — P. DAIREAUX, Traitement des bronchopneumonies graves par les abcès de fixation (*Presse méd.*, 1906, n° 63, 8 août, p. 501).

[2] MARCEL LABBÉ, *Presse médicale*, 1903.

3° Solution de carbonate de soude à 1 p. 100;

4° Injection sous-cutanée de teinture de myrrhe (Hirz);

Injection sous-cutanée de térébenthine (Mariani);

    »   »   de camphre;

    »   »   d'alcool (Mariani);

    »   »   d'éther;

5° Sérum de cheval chauffé à 55° (Petit);

6° Extrait organique de rate;

    »   »   de moelle osseuse;

    »   »   de thymus;

    »   »   de moelle de lapin;

7° Spermine (Lœvy et Richter);

8° L'iode en injection sous-cutanée[1]; le nucléinate de soude (Richard et Mougeot) employé de même a donné des résultats favorables[2];

9° Parmi les moyens leucolactiques d'ordre physique, la *saignée* se range au premier rang[3]. La leucocytose provoquée ainsi porte surtout sur les polynucléaires et peut atteindre jusqu'à 400 p. 100, même pour des saignées modérées, d'après les expériences pratiquées sur les animaux;

10° Solution d'acide nucléique (Myake).

Effets. — Expérimentalement, la leucocytose expérimentale provoquée, par l'acide nucléique

---

[1] Marcel Labbé et Lortat-Jacob, *Société de biologie*. 1903.

[2] Voir A. Mougeot, *La Leucothérapie* (*Archives générales de médecine*, 1906, n° 7).

[3] Salvatore Diez et J. Campara, de Turin, *Gazetta de ospidali e cliniche*, 1906, n° 57.

par exemple, est capable de communiquer aux animaux le pouvoir de résister à l'inoculation de doses mortelles de cultures bactériennes, de 12 à 18 doses mortelles de coli-bacille en particulier.

Mode d'action. — La leucothérapie agirait par exaltation de la phagocytose (Metchnikoff), mais aussi par sécrétion extra-leucocytaire de substance bactéricide (Senion), par neutralisation des toxines par les alexines d'Hankin provenant des albumines de leucocytes (Pawlonsky, Capellaris), par action directe sur le bacille lui-même.

Indications. — Maladies infectieuses en général et, en particulier, celles contre lesquelles nous n'avons pas de sérum spécifique; mais aussi dans ces dernières, pour remédier par exemple à la leucopénie qui suit immédiatement l'injection de sérum antidiphtérique (Waldstein), septicémies diverses.

A titre préventif, dans l'infection puerpérale, dans la pneumonie avec hypoleucocytose (Lœper).

Les succès suivront d'autant plus nombreux, qu'on agira de meilleure heure.

ANTIMALARIQUE (MÉDICATION).

Comme médicament de fond, prophylactique et curatif, la quinine sous forme de sels, le sulfate en particulier, reste toujours le spécifique actif pour le plus grand nombre des cas. Toutefois, on a besoin, dans certaines circonstances, de varier le médicament; plus rarement la quinine se montre inactive.

Atoxyl.

(Voir, pour les détails sur l'atoxyl, *Médications antisyphilitiques, succédanés du mercure.*)

Mode d'emploi. — Injections hypodermiques.

Dose. — Prescrire :

Atoxyl . . . .   10 gr.
Eau . . . .   100 cc.

1 à 2 cc. chaque jour.

Indication. — Formes de paludisme rebelles à la quinine [1].

Soufre [2].

Principe de la méthode. — Chez les indigènes, ceux du Cameroun en particulier, le soufre en fumigations est donné comme antimalarique.

Dose. — Prescrire :

Sulfure de potassium . . . . . .   0 gr. 03
Eau distillée. . . . .   30 gr.

Trente gouttes par jour en trois prises.

Les bains sulfureux eux-mêmes auraient une action antimalarique (disparition des hématozoaires).

ANTINÉVRALGIQUES (MÉDICATIONS).

En dehors des analgésiques, d'action plutôt

---

[1] G. Fusco, L'Atoxyl dans le traitement de la malaria (*Nuova Revista clinicoterapeutica*, août 1907).

[2] Diesing, Le soufre dans la prophylaxie et le traitement de la malaria (*Berliner klinische Wochenschrift*, 2 septembre 1907).

générale, certains moyens locaux s'attaquent plus directement aux névralgies.

Injections locales.

Principe de la méthode. — Agir non plus à l'aide des médicaments véhiculés par la circulation générale, mais à l'aide d'agents modificateurs directs sur le nerf. '

1° *Injections sous - cutanées d'air* [1]. — *Injections gazeuses* [2]. — **Principe de la méthode.** — Obtenir par la distension gazeuse une action analogue à l'élongation.

Nature du médicament. — Air préalablement filtré sur l'ouate, pour l'avoir aseptisé. On peut, mais sans rien de bien spécial dans le résultat, injecter un autre gaz : oxygène, hydrogène, acide carbonique, azote.

Mode d'administration, technique. — Injection sous-cutanée à l'aide d'une forte seringue, celle de l'appareil Dieulafoy, par exemple, stérilisée aussi.

Voici la technique décrite par Cordier (de Lyon) : « Il ne faut d'abord ni outillage, ni appareil compliqué; il suffit d'une aiguille tubulée comme pour toute injection hypodermique, puis

---

[1] ABADIE (Bordeaux), Névralgie paresthésique guérie par les injections sous-cutanées d'air (*Province médicale*, 1906, n° 42).

[2] LANNOIS et PONOT, Les Thérapeutiques récentes dans les maladies nerveuses (*Actualités médicales,* Paris, 1907).

d'une soufflerie semblable à celle qu'utilise le thermocautère Paquelin ; au besoin, on pourrait se servir d'une poire de caoutchouc.

« Entre l'aiguille et la soufflerie est interposé un tube de verre de 10 cm. de longueur et 1 cm. de diamètre. Ce tube est rempli de coton stérilisé. »

On peut aussi utiliser une vulgaire pompe à bicyclette, comme on l'a proposé pour le thermocautère.

Enfoncer d'abord l'aiguille pour s'assurer qu'on n'a pas piqué dans un vaisseau.

Lieux d'injection. — Sous la peau, au niveau des points douloureux.

Nécessité d'un massage après l'injection (Cordier).

Dose. — Faire des injections à quatre jours de distance, la première fois 1 litre, la seconde 1/2 litre, la troisième 1/4 de litre.

Effets. — Localement ceux de l'insufflation : développement d'une tumeur gazeuse.

Fourmillements, picotement, *pas de douleurs*.

La période de résorption est variable suivant la nature et la quantité des gaz injectés. De sa pratique, l'auteur a pu conclure que 50 centilitres d'air sont résorbés en sept ou huit jours (quelquefois un peu plus) ; 50 centilitres d'oxygène en trois ou quatre jours ; 50 centilitres d'acide carbonique en quarante-huit heures.

Amélioration ou cessation des douleurs après une ou cinq séances.

Indications. — *Névralgies* de toute nature et de tout siège, sciatique, névralgie intercostale, fémoro-cutanée, *névrite* diffuse, arthrites chroniques douloureuses.

2° *Injections intranerveuses.* — **Principe de la méthode.** — On ne cherche pas seulement une action mécanique, une simple distension des nerfs, mais on va jusqu'à porter à son contact une substance médicamenteuse active et même caustique [1].

Nature du médicament. — Morphine, aconitine, nitrate d'argent, chlorure de sodium, acide osmique, bleu de méthylène, antipyrine, etc., principalement alcool [2] à 70 ou 80°.

Mode d'administration et technique. — La technique consiste à glisser l'aiguille jusque sur le nerf, pour le séparer au niveau du trou ovale, du trou sous-orbitaire et sus-orbitaire, selon la branche atteinte, de même pour d'autres nerfs.

Aiguille forte à pointe mousse, droite ou coudée selon la région à atteindre.

Dose. — Pour l'alcool, 2 à 4 cc.

Pour la solution de chlorure de sodium, Lange (Leipzig) injecte 75 à 150 cc. sous forte pression.

---

[1] Schultze (Bonn), *Les Névralgies et leur traitement.*

[2] Schlosser (Munich), Traitement des névralgies par les injections d'alcool (*XXIV⁰ Congrès allemand de médecine*, Wiesbaden, 15-18 avril 1907).

Pour ces injections, il emploie la solution suivante :

Chlorure de sodium	8 grammes.
Eucaïne	1 —
Eau	1 litre.

Le procédé convient surtout pour la *sciatique*.

D'autres auteurs, Alexander, de Berlin, entre autres, se contentent de 10 cc. et pensent même qu'il n'est pas absolument nécessaire de faire pénétrer l'injection jusqu'au contact immédiat du nerf.

Voir : *Rachidienne (médication), rachicocaïnisation*, p. 203.

Effets. — Le procédé est douloureux.

Parfois gonflement inflammatoire et augmentation de la température.

Accidents. — 1º Dans les manœuvres, hémorragie, piqûre du nerf.

2º L'intervention peut aller plus loin qu'il n'est désirable et l'inflammation du nerf, au lieu de se limiter, s'étendre et aboutir à la *névrite* et à la *dégénérescence* avec toutes ses conséquences : troubles moteurs, paralysies, troubles trophiques.

Indications. — Névralgies en général, névralgies essentielles très douloureuses, névralgies secondaires[1] au cancer lingual, au sarcome du maxillaire, aux ulcérations du nez, etc., lumbago.

---

[1] Brissaud et Sicard, Traitement des névralgies dites secondaires par les injections d'alcool (*Congrès français de médecine,* 9e session, Paris, octobre 1907).

ANTIPNEUMONIQUE (MÉDICATION). Antisepsie pulmonaire.

Sulfure de carbone[1].

Principe de la méthode. — C'est une application de l'antisepsie pulmonaire par un médicament à élimination pulmonaire.

Nature du médicament.

Sulfure de carbone.	5 grammes.
Essence de menthe poivrée	6 gouttes.
Eaux distillée	100 grammes.

Par cuillerées à bouche d'heure en heure, dans un peu d'eau.

Effets. — Action bactéricide sur le pneumocoque. Raccourcissement de la durée de la maladie, crise dès le troisième ou quatrième jour même dans un cas grave.

Voir : *Sérothérapie, sérum antidiphtérique* (p. 229), *sérum antipneumonique* (p. 251).

ANTIRHUMATISMALES (MÉDICATIONS).

Jusqu'ici le salicylate de soude et les composés salicylés restent toujours les agents pour ainsi dire spécifiques du rhumatisme ; toutefois, on a obtenu des résultats satisfaisants par d'autres médications, ou bien par la médication salicylée appliquée d'une façon nouvelle.

Abeilles (Piqûres d').

Principe de la méthode. — Chez des rhumati-

---

[1] MASCIANGIOLLI, Le sulfure de carbone contre la pneumonie fibrineuse (*Riforma médica*, 1906, n° 37).

sants piqués accidentellement par des abeilles, le rhumatisme ayant été guéri à la suite de cette intervention inopinée des hyménoptères, on a pensé à l'ériger en méthode thérapeutique.

Nature de la médication. — Les insectes euxmêmes en nature. Jusqu'ici les pharmaciens n'en tiennent pas commerce comme pour les sangsues.

Mode d'application. — L'application peut n'en pas être toujours commode.

Effets. — Ceux de la piqûre d'abeille : gonflement, rougeur, mais aussi douleur. Ultérieurement, disparition du rhumatisme.

C'est une médication plus curieuse que pratique, mais qui peut ouvrir une voie vers d'autres médications.

Accidents. — On a noté des cas de syncope par piqûre d'abeilles [1].

Indications. — Rhumatisme, principalement articulaire.

Acide formique (Injections d').

Principe de la méthode. — C'est la médication par piqûres d'abeilles rendue pratique [2]. L'effet de cette piqûre résulte de l'inoculation par l'insecte d'acide formique produit par les glandes du dard.

L'idée de ce traitement fut suggérée par le seul fait que, dans certaines régions, un moyen popu-

---

[1] *Lyon médical*, 18 août 1907.

[2] LAMARCHE, Les injections d'acide formique dans le rhumatisme (*Lyon médical*, 25 août 1907).

laire contre le rhumatisme consiste à exposer la partie atteinte aux piqûres d'abeilles. L'analyse du venin d'abeille a montré qu'il est composé en grande partie d'acide formique.

Nature du médicament. — Acide formique en solution :

Acide formique. . . . . 2 gr. à 2 gr. 50
Eau distillée stérilisée. q. s. p. faire 100 cc.

Mode d'administration. — Commencer par injecter au lieu d'application quelques gouttes d'une solution de cocaïne à 1 p. 100. Espacer chaque injection de cocaïne d'au moins 0 m. 05.

Faire en moyenne huit à dix injections sous-cutanées de la solution d'acide formique autour de l'articulation douloureuse [1].

Les injections sont faites de préférence, et autant que possible, du côté des muscles extenseurs des membres. Le nombre des piqûres ne doit pas dépasser trente à chaque séance ; douze à quinze injections par séance suffisent généralement.

Dose. — 1 cc. de la solution par chaque injection. Répéter, si besoin, environ tous les trois jours.

Effets. — L'injection ainsi précédée d'une insensibilisation à la cocaïne cause peu de douleur. La réaction inflammatoire est moindre qu'avec la piqûre d'abeille.

Après la disparition de la réaction thérapeu-

---

[1] BRADFORD COUGH, Injections sous-cutanées d'acide formique contre les affections rhumatoïdes rebelles (*Med. Record*, 24 juin 1904).

tique, il y a diminution ou disparition du rhumatisme.

Indications. — Rhumatisme aigu ou chronique, articulaire ou abarticulaire, sciatique, lumbago, rhumatisme noueux.

ANTISYPHILITIQUES (MÉDICATIONS).

I. — MÉDICATION ANTISYPHILITIQUE PROPHYLACTIQUE.

1° Calomel (Pommade de Metchnikoff).

Principe de la méthode. — Les essais en cours à l'Institut Pasteur, faits en collaboration par Metchnikoff[1] et Roux sur des singes anthropoïdes, n'ont pas jusqu'ici abouti à la découverte d'un sérum ou d'un vaccin efficace.

Faute de ce sérum ou de ce vaccin, ces auteurs ont cherché si une substance chimique appliquée peu de temps après une inoculation de virus syphilitique ne pourrait pas empêcher l'éclosion de la maladie.

Le calomel en pommade a semblé répondre à ce desideratum et sur les singes et chez l'homme[2].

Nature et mode d'application du médicament. — Après quelques modifications dans la formule, M. Metchnikoff s'est arrêté à la suivante :

Calomel à la vapeur.	33 gr.
Lanoline pure	67 —
Vaseline.	10 —

---

[1] METCHNIKOFF, ROUX et SALMON, Sur la prophylaxie de la syphilis (*XIV⁰ Congrès international d'hygiène et de démographie,* section I, Berlin, septembre 1907).

[2] MAISONNEUVE, Thèse de Paris, 1907.

Frictions énergiques sur les parties génitales, aussitôt que possible après le coït supposé infectant.

La méthode n'a de valeur que dans les quelques heures qui suivent ce coït.

2° **Atoxyl** (pour les détails sur l'atoxyl, voir plus loin).

Principe de la méthode. — Sur les singes de l'Institut Pasteur, MM. Metchnikoff et Salmon sont parvenus à empêcher la venue des accidents syphilitiques chez les animaux inoculés avec du virus syphilitique virulent, lorsqu'ils injectaient à ces mêmes animaux, en une seule injection, 0 gr. 03 d'atoxyl. L'effet prophylactique était acquis même si l'injection d'atoxyl n'était pratiquée que quinze jours après l'inoculation. Les tréponèmes pâles mettraient un certain temps avant de se généraliser dans l'organisme.

Nature, mode d'administration. — Atoxyl en injection hypodermique comme pour le traitement.

En injections locales autour du chancre et du ganglion (Hallopeau) [1].

Dose. — D'après le calcul de MM. Metchnikoff et Simon, il faudrait 2 *gr.* d'atoxyl pour un adulte de 60 kgr.

D'après M. Hallopeau, comme traitement, on doit injecter une première fois 0 gr. 75, puis 0 gr. 60, enfin 0 gr. 50, soit en tout 185 cgr., dose

---

[1] HALLOPEAU, *Congrès français de médecine*, 9e session, Paris, octobre 1907.

très bien supportée, sans intolérance ni accident.

II. — MÉDICATION ANTISYPHILITIQUE CURATIVE.

Injections sous-cutanées ou intramusculaires.

Principe de la méthode. — Il ne s'agit pas d'une méthode nouvelle, mais de l'administration de préparations antisyphilitiques et en particulier des préparations mercurielles par une voie autre que la voie buccale. D'où rapidité de l'action.

Nature des agents médicamenteux. — On a recours soit à des préparations mercurielles insolubles, soit à des préparations solubles.

On a aussi fait quelques essais d'injections hypodermiques d'autres substances, comme l'iodure de potassium ou l'iodol.

A. Sels mercuriels insolubles. — Avec ces préparations, on introduit sous la peau ou mieux dans les muscles une provision de substance active destinée à l'absorption lente et continue. C'est le traitement permanent.

a. Calomel. — Voici les formules employées par les différents auteurs :

N° 1. Calomel à la vapeur . . . .   0 gr. 50 à 1 gramme.
    Huile d'olive pure stérilisée.   10 grammes.
                         (NEISSER, BALZER).

N° 2. Calomel à la vapeur . . . .   1 gr. 50
    Huile de vaseline stérilisée.   15 grammes.
                        (BALZER et CORRÉE).

N° 3. Calomel à la vapeur . . . .   0 gr. 50 à 1 gramme.
    Orthoforme. . . . .   0 gr. 80 centigr.
    Camphre. . . . .   1 gramme.
    Chlorhydrate de cocaïne . .   30 à 50 centigr.
                        (DANLOS).

No 4. Calomel à la vapeur . . . . 1 gramme.
Glycérine neutre . . . . . . 10 —

(KALT).

Moins douloureuse.

Mode d'administration, technique. — La technique est celle de toutes les injections hypodermiques : antisepsie de la région choisie pour l'injection (savonnage de la peau, lavage à l'alcool, au sublimé à 1 p. 1 000), stérilisation de la seringue et de l'aiguille par l'ébullition dans l'eau pure ou chargée de soude. Pour l'emploi, les solutions seront maintenues dans un état parfait d'asepsie (petites provisions, prélèvement de la quantité nécessaire à l'injection sans puiser directement dans le flacon, ne jamais y reverser un reste). Avec les aiguilles en platine irridié, on peut stériliser par le passage dans une flamme.

Pour s'assurer, précaution indispensable, qu'on ne fera pas pénétrer la solution dans une veine, on enfoncera d'abord l'aiguille. S'il ne sort pas de sang, on peut avoir la certitude qu'on ne l'a pas introduite dans un vaisseau.

Pour les injections de sels insolubles, il est préférable de faire des injections intramusculaires. A cet effet, sans faire de plis à la peau, on plante directement la fine aiguille, présentée perpendiculairement à la peau, jusqu'à sa monture. On y adapte ensuite le corps de la seringue rempli du mélange à injecter, on pousse lentement le piston et, lorsqu'on a fait pénétrer la quantité voulue, on retire d'un seul coup et rapidement la seringue et l'aiguille en même temps.

On n'a besoin de faire aucun pansement ; si l'on veut, on protège la piqûre avec un peu d'ouate.

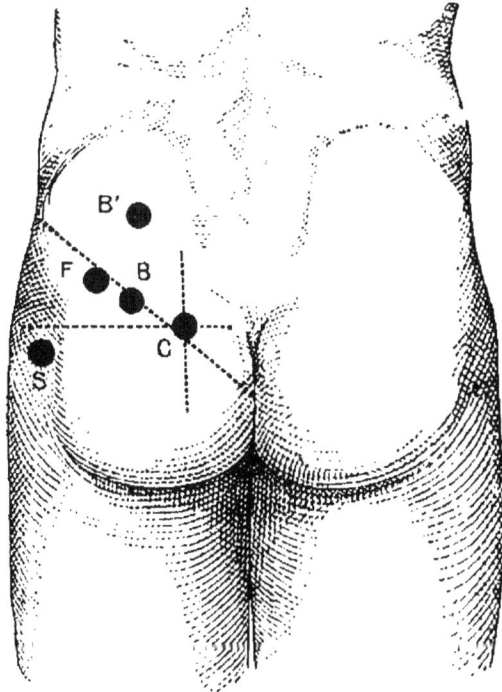

Fig. 1.
Lieux d'élection pour les injections intramusculaires.

B. *Point de Barthélémy*. — Bord externe du grand fessier. Sur le milieu d'une ligne allant de l'épine iliaque antéro-supérieure à l'extrémité supérieure du pli interfessier.

B'. *Point de Balzer*. — Sur une ligne verticale placée au sommet de la fesse, à l'union de son tiers interne avec ses deux tiers externes.

G. *Point de Galliot*. — Intersection d'une ligne horizontale passant à trois travers de doigt au-dessus du grand trochanter, et à deux travers de doigt du pli interfessier.

S. *Point de Smirnoff*. — Un travers de doigt en arrière de la partie supérieure du grand trochanter.

F. *Point de Fournier*. — Tiers supérieur de la fesse.

Lieux d'injection. — On choisit de préférence

les régions à muscles abondants, région fessière, région lombaire.

Dosage. — En général, on se contente d'injecter une dose de calomel égale à 10 cgr., ou même seulement à 5 cgr. On renouvelle l'injection tous les quinze à vingt jours ou tous les huit jours.

Mode d'action. — On n'obtient pas par cette méthode d'action spéciale différente de celle des préparations mercurielles prises par tout autre moyen. On obtient seulement une action permanente, on crée pour ainsi dire une source mercurielle à demeure.

Effets thérapeutiques. — On remarque souvent par les injections des effets plus rapides que par toute autre méthode.

Inconvénients, accidents. — L'introduction des sels insolubles dans l'organisme par la voie sous-cutanée ou intramusculaire demande une certaine surveillance, pour n'avoir pas d'accidents à redouter.

Les malades accusent un peu de douleur, mais de durée *en général assez courte;* exceptionnellement très longue, deux mois dans un cas de Leloir et Tavernier. L'adjonction de cocaïne ou de morphine dans la formule n'a pas semblé prévaloir, par suite de son inefficacité ou de ses inconvénients.

Quelquefois on note de l'empâtement.

La douleur, tolérable en somme, ne constitue qu'un inconvénient; de même la formation de nodus ou d'infiltration.

Lorsqu'on voit survenir des abcès, on peut affirmer l'existence de mauvaises conditions d'antisepsie. On doit donc pouvoir éviter cette complication.

Malgré tout, le calomel donne des réactions locales assez accusées.

L'introduction d'air, celle d'huile dans les veines, et l'embolie pulmonaire qui en serait la conséquence, peuvent s'éviter par la petite manœuvre qui consiste à mettre d'avance l'aiguille seule en place, et de n'ajuster la seringue qu'après.

On a noté la néphrite consécutivement à l'emploi des sels insolubles. Il est vrai que cette complication n'est pas le propre du mode d'administration, mais de la nature de l'agent médicamenteux, du mercure et de ses diverses préparations. On a vu des stomatites brusques graves.

On a eu à enregistrer des cas de mort (Kaposi), par suite d'accumulation de doses, tout à coup remises en circulation.

Applications thérapeutiques. — C'est exclusivement dans la syphilis que l'on a employé des sels insolubles de mercure par injections intramusculaires et le calomel en particulier; mais spécialement dans les cas suivants :

Chancre avec induration volumineuse (Cheminade);

Accidents secondaires rebelles (Cheminade);

Syphilis tardive (Smirnoff);

Mauvais état des voies digestives;

Maladie intercurrente exigeant déjà une autre médication interne.

Résultats. — **A.** *Locaux.* — A la suite du traitement intensif qu'est la méthode d'injections sous-cutanées, on constate, au bout d'un certain temps, l'effacement et la disparition des manifestations locales de la syphilis sur la peau et les muqueuses, papules, éruptions diverses de syphilides, l'arrêt des phénomènes d'ulcération, la réparation lente, mais progressive, des nécroses et des lésions ostéo-articulaires, la régression des gommes viscérales, foie, cerveau.

Les injections sous-cutanées de préparations mercurielles agissent donc puissamment sur toutes les lésions.

B. *Généraux.* — La méthode aurait aussi une grande valeur comme moyen curatif de la diathèse. Elle aurait prise sur le virus syphilitique, de telle sorte qu'après ce traitement, prolongé comme il convient, on aurait une assez grande sécurité contre les récidives toujours possibles avec la vérole. L'action générale indivisible ne vaudrait pas moins que l'action locale, tangible.

Contre-indications. — Néphrite existante, périostites déjà traitées (Smirnoff).

Les détails que nous venons de donner à propos de l'emploi du calomel, comme type des injections de sels insolubles, nous permettent de passer rapidement en revue les autres préparations insolubles mises en usage dans un même but thérapeutique.

b. Oxyde jaune. — On a employé les mélanges suivants :

N° 1. Oxyde jaune . . . . I grammc.
       Gomme arabique . . . . 0 gr. 25
       Eau distillée stérilisée. . . . . . . 30 grammes.
                         (DE WATRAZEWSKI).

N° 2. Oxyde jaune . . . . 1 gramme.
       Huile de vaseline stérilisée . . . . 10 à 12 —
                (LELOIR et TAVERNIER, GALLIOT).

Doses. — 10 centigr. d'oxyde jaune ou 5 centigr. seulement; une injection par semaine le premier mois, une tous les mois pendant deux ans (Galliot).

Effets. — L'oxyde jaune serait moins douloureux, à réaction inflammatoire moins vive que le calomel.

Indications spéciales. — Ces préparations modifieraient d'une façon spéciale et rapidement . l'ecthyma rebelle aux autres traitements, les gommes cutanées ou muqueuses, les manifestations cérébrales de la syphilis.

En même temps que ces injections, il faut éviter de donner l'iodure de potassium. La formation de biiodure de mercure qui s'ensuit produit des escarres, des dermatites (Galliot).

c. Mercure métallique, huile grise.

N° 1. Mercure métallique purifié . . . . ⎰
       Lanoline . . . . ⎱ 5 grammes.
       Huile d'olive . . . . 4 —
                         (LANG).

10 à 15 centigr., tous les cinq à sept jours, en deux endroits.

N° 2. Mercure purifié . . . . 40 grammes.
Lanoline anhydre stérilisée . . . . 12 —
Vaseline blanche . . . . 13 —
Huile de vaseline médicale purifiée. 35 —

(LAFAY).

N° 3. Mercure purifié . . . . 20 grammes.
Teinture éthérée de benjoin . . . . 5 —
Vaseline liquide. . . . . 40 —

(NEISSER-BALZER).

5 à 10 centigr. tous les huit jours.

Voulant, comme Neisser, éviter les corps gras, Balzer et Brousse conseillent de procéder de la façon suivante :

« On prend d'abord : éther sulfurique, 40 gr. ; benzine, 2 gr. ; après dissolution et filtration, on ajoute vaseline liquide, 15 gr. Puis on prend 20 gr. de mercure purifié et on y incorpore 5 à 6 gr. de la préparation éthérée. On agite vigoureusement, pour réduire le mercure. Après repos, on décante et on agite de nouveau jusqu'à ce que le mercure soit très divisé. Puis on ajoute 30 à 35 gr. d'huile de vaseline ordinaire. On triture dans un mortier en ayant soin de laver le flacon avec de l'éther, puis, au bout d'une demi-heure, on laisse reposer. Il se forme deux couches, dont la supérieure contient du mercure très divisé que l'on peut séparer, dans l'autre, le mercure a besoin d'être de nouveau trituré. On agit de même jusqu'à ce que tout le métal soit réduit en parties fines et on obtient un produit demi-fluide,

de couleur gris ardoise. On doit agiter la préparation au moment de l'utiliser, et une seringue de
Pravaz de 1 cc. 6 contient 36 centigr. de Hg. La
préparation demande quatre à cinq heures. »

M. Brousse préconise la préparation suivante,
facile à faire :

N° 4.   Mercure purifié. . . . .   20 grammes.
       Lanoline   5   —
       Vaseline liquide.   35   —

Injecter 0 cc. 10 chaque fois.

N° 5.   Vaseline liquide. . . . .   5 grammes.
       Onguent napolitain   2   —
       Mercure   39   —

Triturer un quart d'heure, ajouter :

       Vaseline blanche solide. . . . . .   14 grammes.
       Huile de vaseline   40   —
                               (VIGIER).

Un peu épaisse.

N° 6.   Mercure purifié. . . . .   20 grammes.
       Teinture éthérée de benjoin   5   —
       Vaseline neige stérilisée.   5   —
       Huile de vaseline stérilisée   35   —

N° 7.   Mercure purifié . . . .   20 grammes.
       Teinture éthérée de benjoin. . . .   6   —
       Huile de vaseline   10   —
       Vaseline officinale.   30   —
                              (GRIMBERT).

1 cc. pèse 1 gr. 35 et contient 42 centigr. de
mercure métallique.

Ce serait la formule proposée pour le prochain
Codex.

On s'est adressé aussi à des combinaisons moins courantes : au *salicylate,* au *thymolate,* au *phénate* mercuriels, produits dont le défaut principal consiste à n'être pas absolument définis.

d. Salicylate de mercure.

No 1. Salicylate de mercure. . . . . .   0 gr. 20
        Mucilage de gomme arabique . .   0 gr. 30
        Eau distillée . . . .   60 grammes.

(SZADEK).

Hahn (de Bonn) conseille une autre préparation :

No 2. Salicylate d'hydrargyre . . . . . .   1 gr. 50
        Paraffine liquide . . . .   15 centigr.

Dose. — 6 centigr. de salicylate (un demi-centimètre cube de la solution par séance); une injection tous les quatre jours.

No 3. Salicylate de mercure. . . . . . .   1 gramme.
        Paraffine. . . . .   10 —

(BLASCHKO).

Cette formule peut donner lieu à des craintes d'embolie pulmonaire.

Plumert a employé la formule suivante :

No 4. Salicylate d'hydrargyre. . . . . . }
        Carbonate de potassium. . . . . . }   4 centigr.
        Eau distillée . . . .   10 grammes.

Et Lezius :

No 5. Salicylate de mercure. . . . . . .   1 gramme.
        Vaseline liquide stérilisée. . . . .   10 —

Injecter toutes les semaines une seringue de Pravaz, c'est-à-dire 1 centigr. de salicylate.

Même 5 à 10 centigr. par semaine, une ou deux fois (Eudlitz-Balzer).

Le salicylate de mercure serait peu douloureux.

Dose. — 1 cc. de cette préparation, soit 10 centigr. par semaine.

e. Thymolate mercurique.

Nº 1. Thymol mercurique. . . . .   1 partie.
       Paraffine liquide . . . .   2 parties.
                                  (WELANDER).

Nº 2. Thymol acétate de mercure . . . .   1 gramme.
       Huile de vaseline . . . .   10 cc.

Dose. — 5 à 10 gr., tous les huit jours ; par semaine, de cinq à six injections.

f. Phénate de mercure.

Ce sel donne de la douleur (Jadassohn et Zeitig). Le phénate employé se prépare ainsi :

On précipite 271 parties de bichlorure de mercure en solution aqueuse par 132 parties de phénate de potasse cristallisé ; on lave le précipité rouge orange qui n'a pas d'odeur de phénol (Gamberini). Ce phénate ainsi préparé renferme 50 p. 100 de Hg (Watraszewski).

Phénate de mercure . . . .   2 grammes.
Mucilage de gomme arabique . . .   4 grammes.
Eau distillée 100   —
                                 (SCHADEK).

Agiter le liquide avant l'injection.

Dose. — 2 centigr. (Hoppel).

On a recherché dans ces nouvelles préparations des substances dénuées de quelques-uns des inconvénients des préparations mercurielles, comme la toxicité, l'irritation locale, la stomatite.

Quelques-unes semblent, en effet, être mieux tolérées ; toutefois, comme c'est surtout le mercure l'agent à incriminer et qu'on ne change pas de métal malgré les multiples combinaisons expérimentées, on n'obtient que des atténuations dans les inconvénients, mais non leur disparition absolue. Cet avantage compense peu l'inconvénient de s'adresser à des mélanges peu définis et à des substances qui ne sont pas d'une pratique courante et dont les pharmaciens peuvent ne pas être approvisionnés en dehors des grandes villes.

B. **Sels mercuriels solubles.** — **Principe de la méthode.** — Les préparations insolubles forment, au lieu d'injection, un dépôt de substance toxique parfois dangereuse ; la substitution de sels solubles permet de ne faire entrer que la quantité voulue.

Nature du médicament et dosage. — La liste des mercuriaux capables de s'injecter sous la peau comprend un assez grand nombre de sels.

a. Sublimé. — Une des formules courantes est la suivante :

```
Nº 1.  Sublimé. . . . . . . . . . . . . . .   0 gr. 60 centigr.
       Chlorure de sodium. . . . . . . .   0 gr. 60   —
       Eau distillée stérilisée. . . . . . .   100 grammes.
```

Doses. — Injecter d'abord le cinquième ou le quart pour tâter la sensibilité.

Une injection analogue a été pratiquée dans le *choléra*, profondément dans les muscles.

N° 2. Bichlorure de mercure . . . . . 0 gr. 005 milligr.
      Chlorure de sodium. . . . . . . 0 gr. 01 centigr.
      Eau distillée . . . . 1 cc.

Une ou deux injections par jour (Lewin, Liégeois).

b. Benzoate, sozoïodolate de mercure. — Parmi les composés nouveaux du mercure, on ordonne, de préférence, le *benzoate de mercure* et le *sozoïodolate*, ou orthoxylphénylsulfite de mercure.

N° 1. Benzoate de mercure . . . . . . 0 gr. 25 centigr.
      Chlorure de sodium. . . . . . . 0 gr. 06 —
      Eau distillée . . . . 30 grammes.

Une injection chaque jour de 1 cc.

N° 2. Benzoate de mercure . . . . . . 0 gr. 30
      Benzoate d'ammoniaque. . . . . 1 gr. 50
      Benzoate de cocaïne. . . . . . . 0 gr. 06
      Eau distillée stérilisée. . . . . . 30 cc.
           (DESESQUELLE et BRETONNEAU).

N° 3. Benzoate de mercure . . . . . . 0 gr. 008 milligr.
      Chlorure de sodium . . . . . } ãã 0 gr. 002 —
      Chlorhydrate de mercure . . }
      Eau distillée . . . . 1 cc.
           (COCHERY-GAUCHER).

Une injection par jour. Comme médication intensive 2 à 3 centigr. de benzoate par jour, en même temps que de l'eau sulfureuse (Gaucher).

      Sozoïodolate de mercure . . . . 0 gr. 80 centigr.
      Iodure de potassium . . . . . . 1 gr. 60
      Eau distillée . . . . 10 grammes.

Tous les cinq jours, une injection de 1 cc.

*c. **Biiodure de mercure.*** — On prescrit aussi parmi les composés mercuriques le *biiodure de mercure*.

N° 1.   Biiodure de mercure . . . . . . 0 gr. 04 centigr.
        Huile d'olive purifiée par l'alcool
        et stérilisée. . . . . 10 grammes.
                      (PANAS-DIEULAFOY).

N° 2.   Huile de noix lavée à l'alcool et
        stérilisée . . . . 50 cc.
        Huile de ricin stérilisée. . . . . 50 cc.
        Biiodure de mercure . . . . . . 1 gr. à 1 gr. 50.
                      (LAFAY).

Faire dissoudre à 70°.

Dose. — Une seringue, c'est-à-dire 4 milligr. par jour, représente la quantité qu'on injecte en une fois.

Cette préparation a surtout été mise en usage par les ophtalmologistes.

Elle serait peu douloureuse. Des nodules se forment quelque temps après à l'endroit de l'injection.

Il vaut mieux faire les injections tous les jours que trois fois par semaine et même, dans les cas graves, deux seringues par jour ; ne les faire jamais qu'intramusculaires dans les fesses, et, malgré la guérison de l'affection oculaire et l'usage consécutif de l'iodure de potassium, ne pas hésiter à les faire une autre fois dans l'année, c'est-à-dire deux cures annuelles et trente injections, pour pouvoir se passer d'un autre traitement mercuriel (Gabriélidès).

Solution de Prokhorow :

Nº 3. Biiodure de mercure . . . . 0 gr. 30 centigr.
   Iodure de potassium . . . . . . 0 gr. 60 —
   Eau distillée. . . . . 100 grammes.

Chaque centimètre cube contient 3 milligr. de biiodure et 6 milligr. d'iodure de potassium.

Injecter *autant de centimètres cubes que de kilogrammes chez l'adulte et moitié chez l'enfant.*

Dans les injections copieuses, préférer :

Nº 4. Biiodure de mercure . . . . . . 0 gr. 30 centigr.
   Iodure de potassium. . . . . . . 0 gr. 60 —
   Eau distillée. . . . . 50 grammes.

Chaque centimètre cube contient 6 milligr. de biiodure de mercure et 12 d'iodure de potassium.

Ou même :

Nº 5. Biiodure de mercure. . . . . . . 0 gr. 30 centigr.
   Iodure de potassium. . . . . . . 0 gr. 60 —
   Eau distillée. . . . . 25 grammes.

Avec 12 milligr. de biiodure de mercure et 24 d'iodure de potassium.

Jeanselme recommande dans les syphilis malignes de pratiquer tous les jours une injection de 1 à 2 cc. de la solution suivante. La durée du traitement est de trois à quatre semaines.

Nº 6. Biiodure de mercure . . . . } aa 20 centigr.
   Iodure de potassium. . . . }
   Eau distillée stérilisée. . . . . . . 10 cc.

Bibromure de mercure.

Bibromure de mercure . . . . . . 1 gr. 80
Bromure de sodium cristallisé. . . 1 gr. 40
Eau distillée stérilisée, q. s. pour . 100 cc.
                          (DALIMIER et VICARIO).

Dissoudre les sels à *froid* par agitation dans l'eau. Stériliser ensuite. On obtient ainsi une solution stable inaltérable et complètement indolore.

1 cc. renferme 0 gr. 018 de bibromure de mercure ou 1 centigr. de mercure métallique.

Dose. — 1 cc. en injection intramusculaire tous les deux jours pour les traitements d'entretien, tous les jours pendant les manifestations de la syphilis. Dans les cas qui demandent un traitement intensif, 2 et même 3 cc. par jour. Surveiller les urines et les dents.

Solution de Pollavtzev :

Bromure mercurique	1 gramme.
Chlorure de sodium.	0 gr. 483
Eau.	100 cc.

Doses. — 2 cc.

e. *Cyanure de mercure.*

N° 1. Cyanure de mercure.	0 gr. 01 centigr.
Chlorhydrate de cocaïne	0 gr. 02 —
Eau distillée et stérilisée	1 cc.

(Cullingworth, Krowozynski, Galezowski Abadie, Chibret).

Une injection chaque jour.
Ou simplement :

N° 2. Cyanure de mercure	0 gr. 01 centigr.
Eau distillée et stérilisée	1 cc.

(Abadie-Jullien).

Une injection par jour.

f. Hermophényl (Lumière) ou mercure phénol - disulfonate de sodium.

Hermophényl. . . . . 0 gr. 05 centigr.
Eau distillée . . . . 10 grammes.
(REYNÈS).

On emploie 4 cc., soit 2 centigr. d'hermophényl, soit 8 milligr. de mercure métallique.

Deux injections par semaine, dix injections consécutives.

A l'Antiquaille de Lyon, Nicolas[1] emploie des doses bien plus élevées.

Hermophényl. . . . . 10 grammes.
Eau distillée, q. s. pour faire . . . 100 cc.

En injections intramusculaires, à la dose de 1 cc. 1/2, soit 15 centigr. ou 6 centigr. de mercure métallique.

Tous les deux jours ou tous les cinq jours, suivant les indications.

Débuter dans les cas ordinaires par 0 gr. 06 d'hermophényl, et progressivement, 0 gr. 10, 0 gr. 12, 0 gr. 15 et même 0 gr. 20 dans les cas graves.

g. Salicylarsinate de mercure (Énésol). —

L'énésol (Clin) renferme 38,46 p. 100 de mercure métallique et 14,4 p. 100 d'arsenic métalloïdique.

---

[1] MUTOT et PETITJEAN, L'hermophényl en injections dans le traitement de la syphilis (Annales des maladies vénériennes, avril-mars 1907).

Le mercure et l'arsenic s'y trouvent en combinaison organique et leur toxicité est diminuée.

On emploie :

> Salicylarsinate de mercure . . . . 3 grammes.
> Eau distillée stérilisée, q. s. pour. 100 cc.

Soit 3 centigr. pour 1 cc.

Injecter chaque jour 6 centigr. en moyenne, soit 2 cc. de la solution à 3 p. 100.

h. **Hyrgol** ou **mercure colloïdal** (voir p. 111).

> Hyrgol chimiquement pur. . . . . 0 gr. 10
> Eau distillée . . . . 10 cc.

C. **Iodures** (Arcari). — **Principe de la méthode.** — Les iodures administrés à l'intérieur sont irritants pour le tube digestif. La voie sous-cutanée n'a pas ce désavantage.

Nature du médicament. — L'iodure de sodium et l'iodure de potassium en solution stérilisée s'emploient ainsi.

Mode d'administration. — On injecte la préparation soit sous la peau, soit profondément dans les muscles.

Lieux d'élection. — La masse sacro-lombaire, le fessier pour les injections profondes ; la cuisse, l'abdomen pour les injections sous-cutanées, conviennent le mieux. On a injecté aussi en pleine gomme (E. Besnier).

Doses. — On en prescrit de 30 centigr. à 1 gr. par jour, et au besoin de plus fortes doses.

Effets. — **A.** *Locaux.* — Au niveau de la piqûre, il se fait peu de réaction et la douleur reste supportable.

B. *Généraux.* — L'élimination de l'iodure peut servir au pronostic et à la direction du traitement.

Dans les cas graves, il y a élimination rapide par l'urine; dans les syphilis légères, l'iodure apparaît dans l'urine, mais plus lentement et en plus petite quantité.

Indications. — Lorsque, à la période tertiaire de la *syphilis*, les lésions se présentent avec une *allure grave*, syphilis cérébrale, gommes multiples, lorsqu'il faut *agir très rapidement,* lorsque l'iodure doit être prescrit à *hautes doses.*

Injections intraveineuses de solutions mercurielles (Bacelli, Chantemesse, Netter).

Principe de la méthode. — Par l'injection directe de l'agent antisyphilitique, on a l'intention d'agir d'une façon plus immédiate.

Les injections doivent se faire très lentement et avec toutes les précautions possibles.

Avantages. — 1° Certitude de l'absorption, bien plus qu'avec les autres méthodes.

2° Douleur minime et en tout cas toute passagère, pendant la piqûre de la veine. On peut d'ailleurs faire de l'anesthésie locale.

3° Respect absolu du tube digestif.

Nature des médicaments. — Voici les différentes solutions injectées dans les veines :

Nº 1. Sublimé. . . . . 0,30 centigr.
       Chlorure de sodium. . . . . 0,60 —
       Eau distillée. . . . . 100 grammes.

(A. BLASCHKO).

Chaque jour une ou deux fois, injection sous-cutanée de 1 *demi-centimètre cube* la première fois, de 1 cc. la seconde, puis de 2 cc. les fois suivantes. En général, trente à trente-six injections suffisent pour amener la disparition des accidents.

Une autre solution ne diffère de celle-ci que par les proportions respectives du sublimé et du chlorure de sodium :

Nº 2. Sublimé. . . . . . 0 gr. 50 à 2 gr. (en moyenne 1 gr.).
      Chlorure de sodium. 3 à 5 grammes.
      Eau distillée. . .   100 grammes.

(G. BACELLI).

Progressivement de 1 milligr. de sublimé à 0,005. On doit toujours tâter au début la susceptibilité de chaque sujet.

Tommasoli (de Palerme) obtiendrait l'*avortement de la syphilis* par un traitement interne et précoce, avec des doses journalières qu'il pousse de 14 à 18 milligr. jusqu'à 2 centigr. de sublimé.

Hyrgol ou mercure colloïdal.

Hyrgol chimiquement pur. . . . . 0 gr. 10 centigr.
Eau distillée. . . . . 10 cc.

Inconvénients. — La stomatite pourrait s'observer, ou bien la salivation (Jemma); on a de même rapporté des cas d'albuminurie.

Ce qu'on note plus spécialement, c'est de la polyurie avec augmentation de l'urée, comme dans les injections sous-cutanées en général.

Indications spéciales. — Les injections intra-veineuses sont indiquées dans la *syphilis* rebelle au traitement habituel, dans la *syphilis grave* à lésions avancées, et dans la *syphilis phagédénique,* et en général lorsqu'on a besoin de frapper vite et fort.

On peut, lorsque le branle a été donné par les injections intraveineuses, continuer le traitement par les méthodes ordinaires.

En dehors de la syphilis, on a tenté d'étendre l'emploi des injections mercurielles intraveineuses dans la *fièvre typhoïde,* le *rhumatisme,* l'*érysipèle,* la *tuberculose* (Jemma), sans qu'il en soit résulté un grand bénéfice pour les malades ainsi traités.

Contre-indications. — Dans la syphilis d'apparence bénigne, il y a tout au moins inutilité. L'albuminurie commande de s'abstenir d'un traitement aussi rapide.

Emplâtre au calomel (Quinquaud).

Principe de la méthode. — Ce n'est pas dans l'application d'emplâtre à base mercurielle, découpé en rondelles, sur les syphilides cutanées, qu'est la méthode de Quinquaud. Mais dans ce mode de traitement, l'emplâtre fait seul les frais. Il remplit l'office d'une réserve médicamenteuse.

Méthode analogue de E. Welander (de Stockholm), qui fait des applications d'onguent napolitain sur un linge.

Nature du médicament. — La formule de l'emplâtre au calomel employé à l'hôpital Saint-Louis par Quinquaud est la suivante :

Emplâtre diachylon des hôpitaux.	3 000 parties.
Calomel à la vapeur.	1 000 —
Huile de ricin.	300 —

La préparation est étendue sur des bandes de la longueur et de la largeur habituelles aux rouleaux d'emplâtre, de sorte que chaque décimètre carré contient environ 1 gr. 20 de calomel.

On peut remplacer, en cas d'urgence, l'emplâtre au calomel par l'emplâtre de Vigo *cum mercurio*.

Mode d'administration. — On s'assure à l'avance que l'emplâtre collera bien et adhérera bien intimement à la peau. Cette recommandation n'est pas sans utilité. Recommander de faire l'emplâtre assez mou.

On arrondit légèrement les coins de l'emplâtre ; on l'applique, après l'avoir légèrement fait ramollir au besoin, soit en ceinture, en avant ou en arrière, soit latéralement à droite ou à gauche. La peau sous-jacente aura été bien nettoyée au préalable, puis séchée.

Dosage. — La grandeur des morceaux d'emplâtre varie selon l'âge et le sexe :

Chez l'homme.	10 sur 12 cent.
Chez la femme	8 sur 10 —

Changer chaque semaine.

2*

Chez l'enfant, la longueur de l'emplâtre doit excéder non pas relativement, mais absolument, celle qu'on emploie chez l'adulte. Au lieu de 5 cent. sur 10, on peut aller jusqu'à 10 sur 15 et plus, 20 par exemple chez les tout jeunes enfants, non seulement sans inconvénient aucun, mais avec grand profit pour les petits syphilitiques ainsi traités [1].

En même temps qu'à l'enfant, on peut appliquer un emplâtre à la mère qui l'allaite.

Tous les huit jours, on enlève l'emplâtre, on lave la place, et on en pose un autre sur une autre région.

Si pendant les huit jours d'application l'emplâtre devient trop sale, on le change.

Mode d'action. — Le chlorure de sodium et les sudorates alcalins contenus dans la sueur transforment petit à petit le protochlorure insoluble en bichlorure soluble, qui s'absorbe et agit d'une façon continue. On retrouve le mercure dans l'urine.

Effets. — A. *Locaux.* — La seule conséquence de l'application peut être d'entraîner, surtout chez l'enfant, un peu de desquamation au-dessous de l'emplâtre par macération de l'épiderme, mais sans éruption d'aucune sorte, ni sous l'emplâtre, ni autour de ce topique.

---

[1] H. GILLET, Cure de Quinquaud (emplâtre au calomel à demeure) dans la syphilis de l'enfant (*Congrès international de médecine,* 1900. Comptes rendus, médecine de l'enfance, p. 542).

B. *Généraux*. — On observe très rarement de
la stomatite. L'organisme est sous l'influence
continuelle du médicament, mais le mercure n'est
jamais en circulation qu'en quantité modérée.

Sur les lésions spécifiques, l'emplâtre au calomel montre une puissance d'action égale aux
autres préparations mercurielles.

Indications. — On donne la préférence à l'emplâtre au calomel sur les autres mercuriaux dans
les conditions suivantes : *intolérance de l'estomac*
ou *de l'intestin* pour la médication interne, nécessité d'un *traitement secret,* etc.

Succédanés du mercure. — Jusqu'ici c'est
encore les préparations de mercure par voie buccale, par voie cutanée ou par voie sous-cutanée
et intramusculaire, ou même intraveineuse, mais
toujours les préparations de mercure, qui forment
la base du traitement antisyphilitique.

C'est à ces préparations mercurielles qu'il faut
s'adresser tout d'abord et en se conformant à
deux règles principales : traitement aussi précoce
que possible, traitement aussi intensif que possible.

Par hasard, et rarement, il faut le dire, la médication mercurielle paraît ne pas aboutir à un
résultat.

Dans ces circonstances, on n'est pas encore
absolument désarmé. D'autres substances auraient
une action curative sur la syphilis, en dehors,
bien entendu, du classique iodure de potassium.

Acide nucléinique.

Principe de la méthode. — Parmi les effets du mercure sur l'organisme, on note de l'hyperleucocytose, comme l'a constaté Hauck, et on peut rapporter à cette hyperleucocytose l'action antisyphilitique.

L'acide nucléinique produit une hyperleucocytose remarquable, d'où indication de l'utiliser dans la syphilis [1].

Nature du médicament. — Acide nucléinique en solution.

Mode d'administration. — En injections sous-cutanées.

Acide nucléinique pur	5 à 10 gr.
Eau distillée stérilisée	100 cc.

Dose. — Injecter chaque fois 0 gr. 50 à 1 gr. d'acide nucléinique. Répéter tous les quatre jours.

Effets. — A. *Généraux :* Réaction fébrile d'intensité variable.

Hyperleucocytose considérable durant deux jours.

B. *Locaux :* Peu de réaction.

Rétrocession des syphilides cutanées et muqueuses, des adénopathies.

L'action serait empêchée dans l'état de grossesse.

---

[1] G. STERN, Régression de syphilides sous l'influence d'injections d'acide nucléinique (*Medizinische Klinik*, 11 août 1907).

Indications. — Syphilis en général.

Contre-indications. — Grossesse.

Arsénicaux.

1º *Arséniate de soude.*

Les préparations usuelles d'arsenic, comme l'*arséniate de soude,* pourraient aussi jouer un rôle dans les traitements de la syphilis.

L'arséniate de soude a donné des résultats entre les mains de G.-I. Mescherski[1].

Mode d'application. — Solution d'arséniate de soude à 1 p. 100 en *injections sous-cutanées.*

Ces injections s'associent à la médication iodurée et à un traitement local des lésions.

Effets. — A. *Locaux* : Amélioration rapide des manifestations syphilitiques.

B. *Généraux* : Amélioration de l'état général et de l'hématopoïèse du sujet, qui le rend à nouveau capable de tolérer le mercure.

Le traitement arsénical apparaîtrait donc comme cure préparatoire à la cure mercurielle.

Indications. — Syphilis malignes, rebelles au mercure.

2º *Acide arsénieux*[2].

Acide arsénieux . . . .   2 grammes.
Eau distillée. . . . .   0,15 par 100 cc.

---

[1] G.-I. Mescherski, L'Arséniate de soude dans la syphilis (*Congrès des médecins russes en mémoire de Pirogoff*, Moscou, 25 avril - 2 mars 1907. — *Vratchébnaya Gazeta*).

[2] O. Rosenthal, Traitement de la syphilis par l'arsenic (*Société de médecine de Berlin,* 3 juillet 1907).

Mode d'administration. — En injections sous-cutanées.

Dose. — Débuter par 2 milligr. d'acide arsénieux, soit 1/10e de seringue de Pravaz.

Augmenter tous les deux jours de 2 milligr. environ, jusqu'à la pleine seringue, soit 2 centigr.

Atoxyl.

Principe de la méthode. — L'action de cette combinaison organique spéciale d'arsenic sur différentes maladies (tripanosomiases en particulier) a engagé les essais.

Nature du médicament. — Au point de vue chimique, l'atoxyl n'est pas, comme l'annonçaient les fabricants allemands, l'anilide de l'acide méta-arsénique, mais le sel monosodique de l'anilide de l'acide orthoarsénique ou sel monobasique de sodium de l'acide paraminophénylarsénique. Il a pour formule :

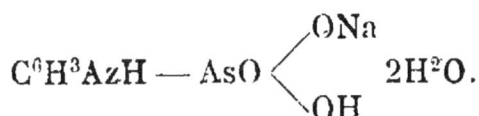

$$C^6H^3AzH - AsO \underset{\diagdown OH}{\overset{\diagup ONa}{<}} \quad 2H^2O.$$

Il contient 29 p. 100 d'arsenic métalloïdique.
On l'emploie en solution aqueuse :

Atoxyl français. . . . .   1 gr. 50
Eau distillée. . . . . q. s. pour   10 cc.

1 cc. contient 15 centigr. d'atoxyl.
Stériliser par stérilisation successive à 100°, pas au delà, sinon il y a dissociation du produit.

D'après M. Salmon[1], il n'y aurait pas de différence entre le sel cristallisé et le sel amorphe.

Mode d'administration. — Comme les autres
composés arsénicaux organiques : cacodylates,
méthylarsinates, l'atoxyl s'emploie en *injections
sous-cutanées*. La voie buccale est défectueuse.

Doses. — 50 à 60 centigr. pour les hommes,
40 centigr. pour les femmes, tous les deux jours
ou tous les trois jours. Le maximum injecté
a été 6 gr. 20 (Lesser[2]).

Voici comment Hallopeau[3] conseille d'entre-
prendre la cure pour un adulte :

PREMIÈRE CURE. — Première injection, 75 centigr. d'anilarsinate de soude (atoxyl);

Deuxième injection (deux jours après), 60 centigr.;

Troisième injection (trois jours après), 50 centigr.

DEUXIÈME CURE. — Deux mois après la première.

----

[1] SALMON (*Académie de médecine*, 31 octobre 1907).

[2] E. LESSER, Le Traitement de la syphilis envisagé à la
lumière des connaissances nouvelles acquises dans l'étude
de cette infection (*Société de médecine interne de Berlin*,
10 juin 1907).— SALMON, *Société de biologie*, 16 mars 1907.

[3] HALLOPEAU, Atoxyl succédané du mercure (*Société
française de dermatologie et de syphiligraphie*, 5 juillet
1907). — HEUCK, Syphilis maligne rebelle améliorée par
l'atoxyl (*Berliner kliniche Wochenschrift*, 2 septembre
1907).

- La cure générale de quatre ans se formulera ainsi :

1º Traitement mercuriel de deux mois ;

2º Dix jours après ce traitement mercuriel, première série de trois injections d'atoxyl ;

3º Dix jours de repos, traitement mercuriel de deux mois, puis deuxième série de trois injections d'atoxyl et continuer ainsi de suite ;

4º Dans les dernières années, associer au traitement l'iodure de potassium [1].

Résultats. — Un certain nombre d'auteurs ont obtenu des résultats comparables à ceux qu'on a avec l'emploi des sels mercuriels.

Effets. — La disparition progressive des symptômes surviendrait cependant moins vite qu'avec le mercure ou l'iodure. Il n'y aurait pas d'action sur la rétrocession du chancre primitif et de l'adénite concomitante.

Accidents. — On a signalé des symptômes d'*intoxication* par l'aniline, surtout avec l'atoxyl de marque allemande [2] ; *spécifier* donc *atoxyl français*. On a noté des *troubles oculaires* et des *colorations cutanées* (Langlet). L'acétatoxyl serait préférable.

Brome. — Le *brome* seul, peut-être, mérite une mention comme succédané de l'iode.

Principe de la méthode. — Substituer le brome à

---

[1] Von Zeissl, Traitement de la syphilis par l'atoxyl (*Société imp. roy. des médecins de Vienne*, 14 juin 1907).

[2] Halloreau, Dangers de la médication par l'atoxyl (allemand) (*Académie de médecine*, 9 juillet 1907).

l'iode dans le traitement de la syphilis s'explique par la parenté chimique des deux corps.

Mode d'administration. — On s'est servi de l'*eau bromée*, soit à l'intérieur, soit plus souvent comme topique.

Mode d'action et effets. — Ceux de l'iode.

Indications. — Dans les cas de *syphilis rebelles* aux iodures et au mercure, on doit penser au brome.

Cuivre.

Principe de la méthode. -- Dans la *syphilis*, on a recours au cuivre (**A. Price**), dans certains cas rebelles au traitement classique.

Nature de l'agent médicamenteux. — On a choisi le sulfate de cuivre.

Mode d'administration. — A l'intérieur on associe avantageusement au sulfate de cuivre l'arsenic, le fer et l'iode.

Dosage. — De 1/4 de milligr. jusqu'à 2 milligr., trois fois dans la journée.

Interrompre de temps en temps, un jour au plus chaque semaine.

Effets thérapeutiques. — Action surtout sur les adénopathies et les plaques muqueuses.

Accidents. — Symptômes d'intolérance : boulimie, prostration, faiblesse cardiaque.

Indication. — *Syphilis.*

Contre-indication. — Cachexie syphilitique.

Nitrite de sodium.

Principe de la méthode. — Les propriétés bactéricides de ce sel ont fait penser à l'appliquer au traitement de la syphilis (Petrone, de Naples).

Nature du médicament. — Le nitrite de sodium en solution à 2 ou 3 p. 100.

Mode d'administration. — Voie sous-cutanée.

Dose. — De 0 gr. 05 à 0 gr. 50 graduellement, en deux injections chaque jour.

Effets. — A. *Locaux.* — Un peu de douleur à l'injection et un peu d'empâtement.

B. *Généraux.* — Rétrocession des accidents syphilitiques.

Indications. — La *syphilis* rebelle aux traitements habituels. Voir : *Hypotensive (médication)* (p. 119).

PILOCARPINE (Robinson)

Nature du médicament. — Chlorhydrate de pilocarpine, soit concurremment avec le mercure, soit dans l'intervalle de deux périodes d'administration de ce médicament.

Mode d'administration. — En solution ou en pilules.

Doses. — 2 à 8 milligr. répétés deux ou trois fois par jour.

Résultats. — Par ce procédé, on obtiendrait la disparition d'accidents qui avaient résisté jusque-là aux mercuriaux.

Action favorable dans la stomatite mercurielle.

Indications. — Dans la syphilis, comme adjuvant dans la stomatite mercurielle.

Or.

Principe de la méthode. — L'or se place à côté du mercure par son rang de classification chimique. On peut donc penser à le substituer à celui-ci en thérapeutique.

Nature du médicament. — On a employé l'or sous forme de *bromure d'or,* en pilules.

Doses. — On n'emploie que *quelques milligrammes* du composé aurique.

Mode d'action et effets. — Le bromure d'or agit d'une façon analogue au mercure.

Accidents. — Du délire, de l'excitation cérébrale, des palpitations peuvent résulter de l'emploi des sels d'or; le bromure n'est pas exempt de ces accidents d'aurisme.

Indications. — Le mercure restant toujours le médicament de choix dans la syphilis, on a recours au sel d'or quand le mercure ne donne pas les résultats désirés.

URANATE D'AMMONIAQUE (MÉTHODE D'AILLAUD) [1].

Principe de la méthode. — Par l'absorption simultanée de ce sel dans tous les tissus, on espère pouvoir atteindre et détruire tout germe spécifique dans l'organisme.

---

[1] L. JULLIEN, Traitement de la syphilis par l'uranate d'ammoniaque (Méthode d'Aillaud), (*Bulletins et mémoires de la société de médecine de Paris,* 9 nov. 1907, n° 9, p. 289).

Nature du médicament. — Uranate d'ammoniaque, poudre jaune très fluorescente, radio-active, dit jaune d'urane. On l'emploie sous forme de l'*huile jaune* suivante :

> Uranate d'ammoniaque . . . . 5 grammes.
> Huile de vaseline stérilisée, q. s. pour faire 100 cc.

Mode d'administration. — En *injections* profondes, intra-musculaires.

Doses. — 1 cc. de la solution huileuse, soit 0 gr. 05 d'uranate d'ammoniaque.

Répéter tous les huit jours, pendant des semaines ou des mois, selon les cas et les circonstances.

Effets. — A. *Locaux :* Pas de douleur, ni tuméfaction, ni nodosité.

B. *Généraux :* Pas d'intolérance.

Résultats. — Rétrocession des manifestations syphilitiques, action favorable sur les syphilis ainsi soignées par le D̛ L. Jullien ; ces syphilis étaient des syphilis d'intensité moyenne.

ANTITÉTANIQUE (MÉDICATION).

Cholestérine[1], **sulfate de magnésie**[2], **dans le tétanos.**

Principe de la méthode. — La pathogénie du té-

---

[1] ALMAGIA et MANDES (Rome), Deux cas de tétanos traités par la cholestérine et suivis de guérison (*Riforma medica*, 15 juin 1907, ép. 651-653).

[2] GRIFFON ET LIAN, Traitement du tétanos par les injections intra-rachidiennes de sulfate de magnésie (*Société médicale des hôpitaux*, 24 juillet 1908).

tanos étant la suivante : infection par le bacille tétanique, sécrétion de toxine, fixation de cette toxine sur le système nerveux par l'intermédiaire de la lécithine et de la cholestérine. De ces deux substances, la cholestérine possède le pouvoir de fixation le plus actif, et ce pouvoir de fixation s'exerce aussi en dehors du système nerveux. Ces constatations ont fait penser aux auteurs à la possibilité de fixer la toxine tétanique ; avec le sulfate de magnésie on produit une inhibition nerveuse.

Nature des médicaments. — 1º Cholestérine en injections sous-cutanées.

Doses. — 15 centigr., puis 30 centigr., puis 1 gr. et 1 gr. 50 par jour jusqu'à 2 gr. 80.

Effets. — Rétrocession des symptômes tétaniques à partir du cinquième jour de traitement.

2º Sulfate de magnésie à 25 0/0.

Doses. — 1 cm. par 12 kilogr. 1/2. En injections intra-rachidiennes.

Indications. — Tétanos.

Sérum antitétanique. — (Voir p. 260.)

ANTITUBERCULEUSES (MÉDICATIONS).

Amyleusulfase [1].

Nature du médicament. — Solution huileuse de leucites saturée d'anhydride sulfureux pur. Les

---

[1] E. PIOGEY, Préparation nouvelle employée avec succès dans la tuberculose et dans la lèpre, dénommée amyleusulfase (Société médicale du IXᵉ arrondissement, 14 février 1907, *Bulletin officiel des soc. méd. d'arrondⁱ*, août 1907).

éléments cellulaires figurés proviennent des cellules végétales de la pomme de terre (amylo-
leucites).

Mode d'administration. — Injections hypodermiques.

Doses. — 1 à 5 cc.
Répéter tous les jours ou seulement deux ou
trois fois par semaine selon les circonstances.

Effets. — Pas de réaction locale, pas de réaction générale, fébrile ou autre.

Augmentation du taux de l'hémoglobine, qui en
deux mois remonte à l'hématoscope d'Hénocque
à 10 et même 12 p. 100.

Augmentation de la pression artérielle et de la
pression artério-capillaire.

Mode d'action. — Par elles-mêmes les cellules
végétales introduites dans l'organisme provoquent
une puissante action réductrice et favorisent la
naissance d'anticorps.

L'adjonction de l'anhydride sulfureux fixé sur
les cellules végétales augmente la continuité du
pouvoir de réduction et ajoute un effet désoxydant
plus actif.

Indications. — Tuberculose de toutes formes et
de toutes localisations, lèpre.

**Hyperémique (méthode) ou méthode de
Bier.**

La méthode consiste dans l'application d'un
masque construit de façon à raréfier l'air de l'inspiration d'une façon graduelle.

Il existe d'autres dispositifs pour les tuberculoses locales.

Action. — Grâce à ce dispositif et à cette raréfaction de l'air contenu dans les poumons, il se produit un appel de sang au niveau des alvéoles et des diverses ramifications de l'arbre aérien, d'où hyperémie générale de l'organe.

Les différents appareils pour applications locales sont disposés de façon à produire cette hyperémie locale.

Effets. — *Locaux.* — Diminution de la toux, facilité de l'expectoration, disparition graduelle des signes d'ulcération.

Généraux. — Multiplication des érythrocytes, des leucocytes, augmentation de l'hémoglobine. Ces effets seraient persistants.

Indications. — Catarrhes divers des voies respiratoires, coqueluche, pneumonie, bronchopneumonie, tuberculose [1].

Tuberculoses locales, tumeurs blanches.

Cholestérine et extrait de bile par l'éther de pétrole (paratoxine) [2].

Principe de la méthode. — La bile en nature, les acides biliaires et, en particulier, la cholesté-

---

[1] KUHN, Du traitement hygiénique des affections pulmonaires par le « Lungensaugmaske » (*XXIVᵉ Congrès allemand de médecine*, Wiesbaden, 15-18 octobre 1907).

[2] G. LEMOINE et E. GÉRARD (de Lille), Essais sur une thérapeutique nouvelle de la tuberculose basée sur l'action antitoxique du foie (*Académie de médecine*, 8 octobre 1907).

rine semblent se conduire comme un antitoxique;
il en est ainsi pour le venin de vipère (Phisalix,
1897).

Les injections sous-cutanées de cholestérine et
celles d'extrait de bile obtenues par l'éther de
pétrole donnent aux animaux en expérience une
résistance plus forte au processus tuberculeux.

De là l'idée d'une application pratique en thérapeutique.

Nature et mode d'admission du médicament. —
Cholestérine ou extrait de bile par l'éther de
pétrole, en injections sous-cutanées.

Effets locaux. — Pas de réaction au lieu de l'injection.

Résultats. — Diminution de la fièvre, des sueurs,
de la prostration, réveil de l'appétit, pouls plus
calme, amélioration de l'état local, diminution des
bacilles dans les crachats, augmentation du poids,
5 kgr. en un mois.

Résultat d'autant plus favorable que la tuberculose est moins avancée.

Indications. — Tuberculose pulmonaire principalement et surtout 1er et 2e degré, même au 3e,
autres tuberculoses d'organes.

Mode d'action[1]. — Action protectrice du foie
contre les poisons microbiens.

---

[1] G. LEMOINE et E. GÉRARD, Hypothèses sur l'action
antitoxique du foie vis-à-vis des poisons tuberculeux
(*Académie de médecine*, 20 novembre 1907).

Mercure.

Principe de la méthode. — L'efficacité de la pommade mercurielle, employée en vue de la prophylaxie de la syphilis par Metchnikoff et Roux, a donné à M. J. Lucas-Championnière[1] l'idée d'appliquer le même microbicide contre les affections tuberculeuses externes.

Nature du médicament, mode d'application. — Onguent mercuriel du Codex en applications locales, sur de l'ouate ou autres pièces de pansement.

L'*emplâtre de Vigo cum mercurio*, dans les mêmes conditions, peut rendre des services quand la suppuration est devenue minime. Si besoin, toucher de temps en temps les ulcérations fongueuses avec :

Chlorure de zinc . . . . 1 gramme.
Eau distillée . . . . Q. S. p. 10 cc.

Effets. — Détersion rapide des plaies, diminution de la suppuration, cicatrisation parfois rapide.

Indications. — Ulcérations tuberculeuses diverses, ganglions tuberculeux suppurés ouverts, plaies tuberculeuses, fistules d'origine osseuse (ostéite tuberculeuse).

---

[1] J. Lucas-Championnière, Action curative de l'onguent mercuriel sur les ulcérations tuberculeuses et sur les suppurations osseuses (*Journal de médecine et de chirurgie pratiques,* 10 avril 1906).

Cuivre.

On a aussi employé le cuivre dans la *tuberculose*.

Principe de la méthode. — Détruire le bacille ou
lui rendre le terrain défavorable.

Nature du médicament. — Acétate ou phosphate
(Luton, de Reims).

Mode d'administration. — En *potion :*

Acétate de cuivre . . . .   5 centigr.
Phosphate de soude   50   —
Potion gommeuse. . . . .   125 grammes.
(Luton).

par cuillerées à bouche, d'heure en heure, à jeun.
En *pilules,* on peut prescrire :

Acétate de cuivre . . . .   10 centigr. .
Phosphate de chaux   50   —
(Luton).

10 pilules, 1 à 2 par jour à jeun.
L'*injection* hypodermique serait peut-être à
préférer (Luton).

Nº 1. Phosphate de cuivre . . . .   5 grammes.
Eau glycérinée (à parties égales) .   60   —

Le phosphate de cuivre ainsi préparé se présente sous l'état colloïdal.

Nº 2. Acétate de cuivre ammoniacal . .   1 gramme.
Eau distillée   100   —

Doses. — 1 cc. de l'une des deux solutions, renouvelé tous les quinze jours environ.

Mêmes solutions pour injecter les foyers tuberculeux (tumeurs blanches, adénites, etc.) (E. Luton fils).

Lieux d'élection. — En général, la région rétro-trochantérienne.

Effets. — A. *Locaux.* — Après les injections sous-cutanées, on observe un peu de douleur; en général, pas d'accidents.

· B. *Généraux.* — 1° *Immédiats.* — Principalement avec les injections sous-cutanées, réaction générale analogue à celle qu'on obtient avec la lymphe de Koch.

2° *Éloignés.* — Amélioration de l'état général, limitation des lésions.

Inconvénients. — Surveiller les phénomènes de cuprisme.

Comme topique.

En *lotions :*

Acétate de cuivre	1 gramme.
Eau distillée	1000 —

En *pommades :*

Vaseline blanche.	30 grammes.
Acétate de cuivre.	3 centigr.

En *collyres :*

Eau distillée	20 grammes.
Acétate de cuivre	1 centigr.

Indications. — La *tuberculose sous toutes ses formes* ressortit à cette médication rationnelle :

arthrites tuberculeuses, coxalgie, onyxis scrofu-
leuse, ulcérations tuberculeuses diverses (amyg-
dales, peau, etc.).

Voir : *Sérothérapie*, *sérums antituberculeux* (p.
264), *vaccins*, *tuberculines* (p. 287).

BACTÉRIOTHÉRAPIE INTESTINALE (asepsie
intestinale par les microbes) ou **BACTÉRIOTHÉ-
RAPIE LACTIQUE.**

Principe de la méthode. — L'intestin constitue
une fabrique de poisons, et les poisons résultent
de phénomènes de putréfaction intestinale. Cette
putréfaction intestinale dépend elle-même du
développement de microbes putridogènes anaérobies, qui vivent aux dépens. des substances albuminoïdes en transformation.

Dans le milieu intestinal, dans les conditions
ordinaires, la masse complexe que forment les
aliments, hydrates de carbone et albuminoïdes
mélangés, subit au début l'attaque des agents
acidogènes, qui ont surtout prise sur les hydrates
de carbone. Lorsque l'acidité s'est développée à
son maximum, par son excès même elle arrête
l'action des microbes acidogènes, et cela plus ou
moins tôt, selon la résistance des espèces exis-
tantes.

Le milieu se neutralise ; les microbes putridogènes entrent en jeu avec attaque des albuminoïdes et dégagement de gaz et de produits
ammoniacaux, amines complexes et ptomaïnes,
qui rendent le milieu basique. En même temps se
forment des phénols, des sels d'acides sulfoconjugués, indol, skatol.

Le problème général de l'asepsie intestinale est donc celui-ci : entraver la vie des microbes putridogènes, et pour y porter entrave maintenir l'acidité du tube digestif.

On s'y est essayé de différentes manières, par exemple à l'aide de composés chimiques producteurs d'oxygène, les peroxydes, en particulier l'hypogan ou peroxyde de magnésium MgO^2 ou de calcium CaO^2, enrobés de façon à n'être mis en liberté que dans l'intestin, par exemple sous *enveloppe kératinisée*.

Mais on semble y parvenir surtout par l'administration de ferments acidogènes et en particulier du *ferment lactique*, et principalement de certaines variétés sélectionnées de ce ferment, pouvant bien vivre comme anaérobies et en milieu d'une acidité même assez accentuée.

A. Mycodermothérapie.

Avant de recourir aux ferments lactiques, on avait déjà antérieurement essayé de méthodes analogues, mais par substitution de champignons microscopiques, *levure de bière*, *ferment vinique du raisin*.

Cette mycodermothérapie, en particulier l'emploi de la levure de bière, reste encore dans la pratique depuis un certain temps dans diverses affections de la peau, l'acné, et principalement la furonculose. Ce n'est plus aujourd'hui une médication nouvelle.

La mycodermothérapie représente un précurseur de la bactériothérapie.

B. Bactériothérapie. — Jusqu'ici la bactériothérapie ne comprend guère qu'une application pratique usuelle, la *bactériothérapie lactique*, comprenant l'emploi de divers ferments lactiques plus ou moins sélectionnés, soit purs, soit le plus souvent en association ou *symbiose*.

1º *Laits caillés.* — Avant de recourir aux cultures mêmes de ces divers ferments lactiques, on a utilisé les laits caillés et les laits aigris de provenance diverse.

2º *Lait caillé indigène* (bacillus acidilactis aerogenes).

Le lait caillé vulgaire peut servir, s'il est bien préparé, de vecteur d'acide lactique et de bacille lactique.

Abandonné à lui-même, le lait s'ensemence naturellement des bacilles lactiques flottant dans l'air, et en particulier du bacillus acidilactis aerogenes. C'est la pratique vulgaire dans certains pays, comme la Bretagne, où l'on consomme le lait surtout à l'état de lait aigre.

Dans le lait caillé, 0,60 p. 100 du lactose a été transformé en acide lactique.

Mode de préparation. — Tiédir le lait à 25 ou 30º. L'additionner par litre d'une pointe de couteau de présure sèche de Witte ou la pegnine de Hochst. Laisser exposé à la tiédeur du foyer.

Consommer au bout de deux heures et plus de préférence, pour obtenir, si on le désire, le maximum d'acide. Ce maximum n'est pas toujours indiqué.

On peut le prendre tel quel, pur, à la cuiller, ou sucré au sucre ordinaire, ou mieux à la lactose qui fournira dans l'intestin un aliment au développement des microbes lactiques utiles.

Aromatiser à volonté avec de la cannelle ou du citron.

Dose. — De une tasse à thé à un bol, deux fois par jour à la fin des repas, soit à jeun, soit au goûter.

Le lait caillé ou le lait aigri indigène, préparé par ensemencement naturel, est exposé à contenir en dehors des bacilles lactiques utiles des impuretés et des bacilles nuisibles, bacille tuberculeux, vibrion cholérique [1], le bacille typhique, des levures, torulas et oïdium divers, et parfois des traces de matières fécales. C'est pourquoi on a eu recours à des produits préparés d'une façon plus scientifique.

3° *Yoghourth* ou *lait caillé bulgare, maya bulgare.*

Préparation. — Lait préalablement bouilli, ce qui élimine les germes étrangers et en particulier les bacilles butyriques.

Il est préférable d'employer du lait écrémé. On ensemence avec le *maya bulgare* d'origine, qui comprend des levures et des bacilles lactiques; les levures produisent de l'alcool et les bacilles de l'acide lactique.

---

[1] HEINS, *Arbeilen an d. k. Gesundheitsamte,* 1889.

D'après Fouard, on trouve dans le yoghourth 10 gr. d'acide lactique par litre de lait; 38 p. 100 de la caséine a été solubilisée, 68 p. 100 du phosphate de chaux a de même été solubilisé.

A côté du yoghourth ou maya bulgare, on trouve aujourd'hui couramment dans le commerce des yoghourths tout préparés. On peut se procurer aussi le produit nécessaire à l'ensemencement. Dans ces produits on s'est attaché à sélectionner les bacilles lactiques les plus actifs sur la lactose, et les plus résistants à l'acide lactique élaboré (yoghourthogène (Carrion), lactobacilline (Metchnikoff), biolactyl (Fournier), bulgarine (Thépenier), etc. ; en somme, tous les produits renfermant les bacilles purs.

Voici le mode de préparation usité alors :

Réduire d'un tiers à feu doux le lait qu'on veut traiter pour l'usage des vingt-quatre heures.

Verser la quantité de lait ainsi concentrée dans un, deux, ou trois bols, passés au préalable à l'eau bouillante. Laisser refroidir jusqu'à 30° environ. Ajouter pour chaque quart de litre de lait une mesure de yoghourthogène, un tiers de tube de culture ou de poudre de biolactyl ou autre. Couvrir les bols.

Maintenir vingt-quatre heures à 25° environ, ou pour aller plus vite à 35° pendant dix heures seulement. Si l'on ne possède pas d'étuve, on peut se contenter de placer les bols de lait bouilli et concentré dans un endroit chaud : dessus de cheminée, hotte d'un fourneau ou dans une cuisine.

Décanter la partie liquide qui pourrait surnager.

Avec la lactobacilline procéder ainsi :

1° Commencer par écrémer le lait, pour éviter le goût de suif que pourrait prendre le lait caillé préparé directement avec le lait complet.

2° Faire bouillir en le remuant pour faciliter l'évaporation ce lait écrémé, le refroidir rapidement, en le préservant pendant toutes ces manipulations contre toutes les souillures pouvant provenir de l'air ou des mains de ceux qui le manipulent.

Pour refroidir le lait, il suffit de tremper le bol qui le contient dans l'eau froide.

Selon qu'on doit ensemencer avec tel ou tel produit, il faut n'opérer ce refroidissement qu'à une température donnée. Si l'on ensemence à la *lactobacilline en poudre*, on refroidit seulement à 40 ou 45°. Si l'on ensemence à la *lactobacilline liquide*, on refroidit à 30°.

3° Ensemencer soit avec 1/3 de tube de lactobacilline en poudre, soit avec un flacon de lactobacilline liquide (bouillon de culture).

4° Mettre à l'étuve huit à dix heures.

5° Retirer de l'étuve et le placer quelques heures dans un endroit frais avant de le consommer. Si un peu de liquide surnage sur le caillé, décanter ce liquide avant de placer les bols au frais. Ce lait se conserve environ deux jours; passé ce délai, il devient trop acide.

On peut utiliser au besoin pour faire le lait caillé **les laits concentrés, stérilisés ou pasteurisés.**

Ajouter à ces laits concentrés deux parties d'eau bouillie et bouillante pour une partie de lait, continuer ensuite comme pour le lait ordinaire.

Si le lait est concentré ou stérilisé, il est inutile qu'il soit bouilli, mais il faut le faire tiédir à la température d'environ 40°.

Si le lait est pasteurisé, il est prudent de le faire bouillir et de le laisser ensuite refroidir à cette même température de 40° environ, la plus favorable à l'ensemencement.

Dans les cas pressés on peut se contenter de mettre simplement dans du lait sucré et chauffé à 40° environ, la lactobacilline que l'on désire absorber : minimum, un tube de 5 gr. par litre.

Dose. — 500 à 700 cc. par jour, aux repas ou en dehors d'eux.

4° *Babeurre cru.* — Comme moyen d'administrer le bacille lactique, on peut s'adresser au *babeurre cru.*

Mode de préparation. — On prend pour fabriquer le babeurre du lait de vache pasteurisé, on l'ensemence avec des bacilles lactiques sélectionnés. Quand la préparation est à point, la faire prendre telle quelle, sans la stériliser au préalable.

Effets. — Arrêts de la diarrhée et des fermentations intestinales, augmentation de poids de l'enfant.

Indications spéciales. — Entérites fermentatives, principalement des enfants, plutôt que les entérites inflammatoires [1].

Ferments lactiques.

Au lieu de préparer un lait caillé avec les différents produits, on prescrit souvent les ferments en nature avec observation d'un régime *paralactique*.

Les produits en usage sont les suivants :

1º *Ferments lactiques (bulgare et indigène)* (Metchnikoff) *(Lactobacilline)* [2].

Natures de la préparation. — La préparation comprend des cultures pures de microbes lactiques de deux espèces, choisies parmi celles qui se développent dans le lait aigri par ensemencement de ferment bulgare, une orientale, ou

---

[1] Dunn, Traitement des entérites infantiles par les bacilles lactiques vivants (*Archives of pediatrics*, 1907).

[2] Metchnikoff, *Études sur la nature humaine*, p. 77, 297 et suivantes; *Essais optimistes*, p. 220 et suivantes; *Quelques remarques sur le lait aigri:* Conférence à Paris, *Revues rose et bleue*, mai 1904; Conférences à Londres, *Revue des sciences pures et appliquées*, mai 1906; *Annales de l'Institut Pasteur,* décembre 1902, août 1903, février 1905, mai 1905, décembre 1906. — Michel Cohendy, *Revue de biologie*, 17 février, 24 mars, 31 mars et 19 mai 1906. — Combe, de Lausanne, *L'Auto-intoxication intestinale*, p. 436 et suivantes; *Presse médicale,* 1906, p. 140; 1907, p. 433; *Tribune médicale,* 1906, nº 8; *Pédiatrie pratique, Journal des Praticiens,* 26 mai 1906; *Revue de Paris,* Entérites et microbes intestinaux, novembre 1906; *Medical Press,* janvier 1907. — Maurice de Fleury, *Quelques conseils pour vivre vieux.*

bacille bulgare, l'autre indigène, streptobacille ou
bacille paralactique. C'est cette symbiose qu'on
trouve dans le commerce sous le nom de *lactobacilline.*

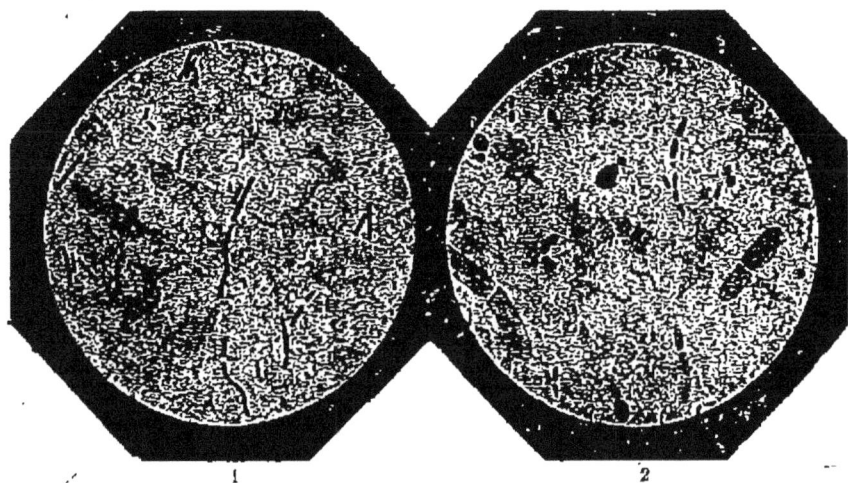

Fig. 2. — Ferment lactique pur.

1. Bacille bulgare et bacille paralactique.
2. Microbes du lait aigri ordinaire (Gross' $= 1000^n$).

Doses. — Cette préparation se présente sous
des formes différentes :

1° Sous forme de bouillon de culture en nature,
qu'on prescrit à la dose de 1 verre à bordeaux
deux fois par jour.

2° En poudre : la poudre de lactobacilline
s'administre avec des aliments sucrés à la dose
de 1 à 2 gr. par jour.

3° Sous forme de comprimés contenant chacun
0 gr. 30. On en fait prendre 3 à 6 par jour, c'est-
à-dire 2 à 5 au moment des principaux repas.

Régime. — Avec l'emploi des ferments lactiques il est nécessaire d'observer des règles diététiques.

Dans les cas chroniques bénins, usage modéré de la viande (une seule fois par jour) et des aliments fermentescibles.

Dans les cas plus accentués, supprimer radicalement la viande pendant les trois ou quatre premiers jours du traitement, la permettre ensuite au repas de midi seulement.

Dans les cas aigus, prescrire la diète hydro-lactée. En outre ordonner limonade, sirop de malt, ou solution aqueuse de lactose dans la proportion de 50 gr. pour un litre d'eau, pour permettre au ferment de se développer et de pulluler. Peu à peu, revenir au régime normal, étant toujours très sobre de viande, et de tout ce qui serait de nature à fermenter dans les voies digestives.

D'une façon générale, alimentation solide à base de farineux. Éviter graisses, crudités, et tous aliments pouvant servir de bouillon de culture aux microbes de la putréfaction (charcuterie notamment). Viande d'abord permise, sous forme de jambon d'York, puis de volaille rôtie, et enfin de viande rouge rôtie ou grillée et très cuite, sans dépasser la dose de 200 gr. par jour.

Pas d'alcool sous aucune forme ; pendant la période aiguë, boissons très chaudes aux repas (camomille, menthe ou tilleul), plus tard vin en petite quantité et de bonne qualité ; café et thé d'abord supprimés, puis permis d'une façon modérée, au fur et à mesure de l'amélioration.

2º *Bacilles lactiques dits orientaux* (biolactyl Fournier). — Autre préparation dérivant
directement de là même méthode que la pré-
·cédente, dont elle constitue un succédané.

Nature et préparation. — Sous le nom de biolactyl, A. Fournier prépare un bouillon de culture d'une symbiose de deux bacilles lactiques
·sélectionnés[1] retirés des laits aigris orientaux :
1º un gros et long bacille à caractères de streptocoque, bien que ne faisant pas la chaîne dans
certains milieux de culture ; 2º à ce streptobacille
s'ajoute un streptococcus lactique, *ferment de
Pasteur oriental.*

Cette association microbienne constitue un
groupe anaérobie presque absolu ou facilement
·adaptable.

Elle se présente soit sous forme liquide, plus
·active, d'une conservation moindre, soit sous
forme solide de comprimés moins actifs, mais se
·conservant plus longtemps.

Dose. — I. CULTURE LIQUIDE, INGESTION DI-
RECTE. — *Adultes.* — Moitié d'un flacon, préalablement bien agité, dans un tiers de verre d'eau
sucrée, de bière, de cidre, de lait ou même
de vin sucré, avant chacun des deux principaux
·repas.

---

[1] ALBERT FOURNIER, De l'emploi des ferments en vue de
la désinfection intestinale, conférence faite à l'hôpital
Tenon, service de M. le docteur Caussade (*Presse médi-
·cale,* nº du 36 janvier 1907, p. 59).

Enfants. — Jusqu'à 4 mois, une cuillerée à café, mélangé soit avec un peu d'eau bouillie et refroidie, légèrement sucrée, soit dans un peu de lait, également bouilli et refroidi avant la tétée, deux fois par jour, par exemple matin et soir. Augmenter, si besoin.

De 4 à 8 mois, 4 cuillerées à café, avant les tétées, espacées régulièrement dans la journée.

De 8 mois jusqu'au sevrage, 6 à 8 cuillerées à café, avant les tétées, distribuées régulièrement dans la journée.

Au delà du sevrage, par cuillerées à soupe, dont le nombre variera suivant l'âge des enfants et suivant les cas.

II. Comprimés. — *Adultes.* — 6 à 8 comprimés par jour, avant les deux principaux repas, sans les mastiquer, avec faculté d'en faciliter l'absorption au moyen d'un peu d'eau sucrée ou non.

Enfants. — Un demi-comprimé, préalablement pulvérisé, dans les meilleures conditions de propreté, et mélangé avec un peu d'eau sucrée ou un peu de lait bouilli et refroidi, suffira dans les premiers âges. Augmenter de un jusqu'à 3 et 4 comprimés par jour, pulvérisés ou non, suivant l'âge et les indications.

Régime. — Comme avec la lactobacilline, insister sur les sucres en particulier et les farineux qui servent d'aliment aux ferments lactiques.

Même graduation pour le passage du régime hydrocarboné au régime mixte.

3º *Bacille bulgare (bulgarine).*

Parmi les différents microbes lactiques, un des plus actifs et des plus résistants semble être la variété dite bacille bulgare, qu'on rencontre le plus souvent à l'état de pureté absolue dans les laits caillés, yoghourth ou autres.

Par repiquages successifs, on arrive à constituer une espèce capable de vivre jusqu'à ce que l'acidité égale 34 à 35 gr. d'acide lactique par litre, tandis que les espèces ordinaires ne résistent qu'à 10 gr. d'acide lactique produits par litre.

C'est un bacille immobile en forme de gros bâtonnet de 2 à 20 c., prénant le gram, anaérobie non strict, facilement aérobie, vivant et se multipliant dans les milieux sucrés.

Nature de la préparation, mode d'administration. — 1º Bouillon de culture (bulgarine) sur milieu strictement végétal, sans peptone ni albumine, qu'on fait boire.

La préparation bouchée conserve son activité pendant trois semaines.

Doses. — Quatre verres à madère par jour, un le matin, un à midi, un à cinq heures, un le soir, une demi à un quart d'heure avant les repas pour éviter l'acidité gastrique.

Répéter quinze jours consécutifs.

2º Comprimés de bacilles desséchés et de sucre. Cette forme plus commode est un peu moins active, le bacille devant passer de la vie latente à la vie active, mais sa conservation est considérable, d'où avantage pour le transport au loin.

Chaque comprimé représente un verre à madère de bouillon de culture.

Dose. — Un à deux comprimés quatre fois par jour comme pour le bouillon de culture.

Mode d'action. — Dans son bouillon végétal, le bacille bulgare se multiplie sans production sensible d'acide lactique ; dans l'intestin, la rencontre des matières sucrées exalte son activité, qui se traduit par la transformation de ces sucres surtout en acide lactique et, en plus faibles proportions, en acide succinique, acide acétique et acide formique. Ces acides possèdent les propriétés des corps à l'état naissant.

Pour aider à la transformation des substances amylacées en sucres, dans les cas où l'on peut supposer une insuffisance des sucs intestinaux, on a recours aux préparations contenant l'*amylodiastase* en nature ou aux préparations de malt.

Effets. — Acidification assez rapide du milieu intestinal. On peut constater l'acidité des selles et la présence du bacille bulgare vivant à partir du troisième ou du quatrième jour de traitement.

Diminution des acides sulfo-conjugués décelables à l'analyse.

Diminution et cessation de la constipation ou de la diarrhée, selon que l'une ou l'autre existait.

Bacilles paralactiques et bifidus.

Méthode du Dr Tissier ou de transforma-

tion de la flore intestinale. — Bacillus acidi-paralactici, seul ou en symbiose avec le bacillus bifidus communis.

Principes de la méthode. — Chez le nourrisson au sein bien portant, d'après les recherches du docteur H. Tissier[1], le bacillus bifidus communis, anaérobie strict, arrive à constituer presque à lui seul toute la flore intestinale; puis il s'y adjoint des micro-organismes acidogènes en variétés, et en particulier le bacterium coli commune et le bacillus lactis aerogenes, antagonistes des fermentations putrides.

Dans l'intestin malade, les bifidi perdent leur prédominence, et la flore intestinale comprend des microbes protéolytiques.

D'un autre côté, ces anaérobies lactiques vivent sur les substances hydrocarbonées.

Si donc on fait suivre un régime nettement végétarien avec prédominance des aliments hydrocarbonés à fermentation lactique, qu'on ensemence le tube digestif de ferments vivants, ceux-ci trouveront un milieu de culture favorable et pulluleront là où les ferments vivants protéolytiques, agents putridogènes, ne pourront se développer.

---

[1] H. Tissier, Recherches sur la flore intestinale normale et pathologique du nourrisson (*Congrès international de médecine*, Paris, 1900, comptes rendus; *Médecine de l'enfance*, p. 208), et thèse de Paris, 1900, Traitement des infections intestinales par la méthode de transformation de la flore bactérienne de l'intestin (*Société de biologie*, 17 févr. 1906).

« En milieu sucré, une bactérie ferment acide (ferment mixte) peut arrêter l'action et le développement d'un autre ferment putride (ferment simple), et un ferment acide fort peut arrêter l'action et le développement d'un ferment acide faible [1] ».

Nature du traitement et mode d'administration.

1° RÉGIME HYDROCARBONÉ. — Au début il doit être très rigoureux : ni viande, ni poisson, ni œuf, ni lait.

Supprimer le fromage, le thé et le café.

Sont permis tous les autres aliments préparés de façon quelconque, au jus, au beurre, à la crème, en friture, au four, avec des sauces.

Pour la préparation des aliments on pourra se servir d'une petite quantité de lait, d'œuf ou de fromage râpé.

Le matin : Soupe aux légumes.

A midi : un potage gras ou maigre ; un légume farineux (pommes de terre, marrons, riz, et en quantité moindre : haricots, pois, lentilles) ou bien une pâte ; un légume vert cuit ou cru en salade, ou encore carottes, navets, choux-fleurs, céleri, concombres, tomates, champignons, etc. ; un entremets, dessert, petits fours, confitures, miel et tous les fruits crus ou cuits ; gâteau de riz, de semoule, plum-pudding, toutes les pâtisseries sauf à la crème d'œuf.

Le soir : même genre de repas.

---

[1] H. TISSIER et MARTELLY (*Annales de l'Institut Pasteur*, 1903).

2º LACTOSE. — 20 à 50 gr. pour une bouteille d'eau, eau pure filtrée, eau d'Evian, à boire aux repas.

3º BOUILLON DE CULTURE. — Il comprendra soit du bacillus acidi paralactici pur, soit en symbiose avec le bacillus bifidus communis.

Le bouillon qui sert à l'ensemencement est ainsi composé :

Peptone commerciale ordinaire . . . . 10 grammes.
Lactose. 20   —
Chlorure de sodium. 5   —
Eau. . . . . q. s. pour 1 litre.

Aux repas, donner un à deux verres à bordeaux de cette culture, selon les cas et les circonstances.

La peptone donne au bouillon un goût plus ou moins fort de « colle à bouche ». Le sucre qui l'accompagne se caramélise à la température de 120º, température nécessaire pour la stérilisation préalable, et communique au milieu une coloration plus ou moins foncée.

Le goût aigre (acide acétique) est surtout dû au bacille bifidus.

Après l'ensemencement, le bouillon se trouble et devient acide. Plus il est trouble et plus il est acide, plus la culture est abondante et active.

Du fait de la pousse microbienne, le milieu devient imputrescible. Aucune bactérie putréfiante ou pathogène ne peut s'y acclimater et y pulluler, ce qui fait que le bouillon peut se conserver indéfiniment sans s'altérer. La vitalité des

microbes est considérable. Ils sont encore vivants
dans des cultures vieilles de six mois, ainsi que
nous l'ont démontré des expériences récentes. On
conservera certainement les bactéries plus longtemps actives en les maintenant à une température de 15 à 20°. On les tue en les portant à une
température de 60°.

Quand on prélève du bouillon de culture, il
faut, comme pour toute manipulation bactériologique, prendre certaines précautions.

Quand on débouche un flacon, surtout en été,
des spores de moisissures, mêlées aux poussières
de l'air, pourraient tomber dans le liquide et s'y
développer. Ce sont ces mêmes moisissures qui
poussent sur les milieux sucrés et acides : confitures, crème double, lait, fromages, fruits, etc.
Elles sont complètement inoffensives, elles ont le
seul inconvénient de donner à la culture un goût
de moisi.

Elles pourraient cependant détruire, quoique
seulement au bout de longs mois et même de plusieurs années, l'acidité empêchante causée par
les bactéries de la culture. Pour l'éviter, *tenir la
bouteille inclinée lors du débouchage et du rebou-
chage*, ne jamais toucher avec les doigts l'orifice
du flacon et passer rapidement, immédiatement
après avoir versé le liquide dans la flamme d'une
lampe à alcool, goulot et bouchon.

Effets. — Au bout de peu de jours, modification
chimique et bactériologique des selles ; cessation
de la fétidité, réaction acide ; au microscope,

3*

réapparition et multiplication progressive de la flore intestinale inoffensive. Diminution des corps sulfoconjugués dans l'urine.

Amendement des troubles digestifs, des symptômes généraux et des troubles variés d'auto-intoxication petit à petit.

Cessation de la constipation ou de la diarrhée, langue nettoyée.

Indications de la bactériothérapie lactique.

A part certaines indications spéciales dictées par les circonstances ou les cas particuliers qui influencent sur le choix à faire, les indications générales de l'emploi des *préparations à ferments lactiques* comprennent les affections suivantes :

A. Indications propres à la médication par les ferments :

Entérites de toutes natures, entérocôlites glaireuse, calculeuse, muco-membraneuse, constipation habituelle, fermentations intestinales, auto-intoxications gastro-intestinales.

Affections gastro-intestinales des jeunes enfants :
Dyspepsies intestinales, dyspepsies gastriques.

Fièvre typhoïde, dysenterie bactérienne (conjointement avec la sérothérapie).

Appendicite, occlusion intestinale, hernie étranglée comme médication adjuvante ou prophylactique.

Affections hépatiques, affections rénales.

Affections cutanées : Dermatoses, acnés, eczémas, furoncles, urticaires.

Suralimentation des tuberculeux, alimentation au lait stérilisé (comme correctif).

B. Indications propres à la médication acide :
Arthritisme, migraines, diabète gras et maigre surtout, artério-sclérose, neurasthénies.

BALNÉATION INTERNE.

Principe de la méthode. — Au lieu d'eau *extra* en bains, de l'eau *intus,* par la bouche et l'anus (Henry Duchesne, de Sainte-Anne-d'Auray).

Mode d'administration. — 1° Faire boire au malade des liquides inertes (tisanes, boissons légèrement acidulées, eau légèrement rougie, grogs avec soupçon d'alcool), la plus grande quantité possible; 2° lavement journalier tiède avec 20 gr. d'eau phéniquée faible (2,50 p. 100). Si l'on veut, 60 centigr. de sulfate de quinine pour un adulte, en deux prises.

Régime diététique. — Lait absolu; ni bouillon, qui est une solution de poison (E. Gaucher), ni féculents, ni soupe maigre; 2, 3, 4 litres de lait, 2 à 3 grogs très faibles, tisanes variées, jamais d'astringents; vin de quinquina ou d'Espagne, macérations amères; pas de bismuth.

Effets. — Diminution rapide de la diarrhée, abaissement de la fièvre, qui dépasse rarement 30° dès le quatrième ou cinquième jour de traitement; entrée en convalescence au bout de vingt et un jours en général.

Durée de l'affection : 20 jours en moyenne.

Sur 31 cas traités, Duchesne a eu 2 morts, dont un alcoolique épuisé, soit 3,3 p. 100.

Indications. — *Fièvre typhoïde* et *infections fébriles.*

CALCIQUE (MÉDICATION), CHLORURE DE CALCIUM.

Le chlorure de calcium a reçu depuis peu de temps un certain nombre d'applications nouvelles dont quelques-unes importantes et pratiques.

1º Antihémorragique.

Son emploi dans les hémorragies compte déjà plus d'ancienneté.

Il n'en est pas de même dans deux autres indications qu'on lui fait remplir.

2º Antiéruptif.

On le prescrit, en effet, comme *antiéruptif* contre les *éruptions sériques* consécutives à l'injection de sérum antidiphtérique, ainsi que l'a préconisé A. Netter.

Mais le chlorure de calcium ne limiterait pas son action aux seules éruptions sériques, il agirait aussi sur toutes les urticaires d'après Wright ; il peut être employé avec succès dans les œdèmes aigus, les engelures et le prurit.

Voici le mécanisme de ses effets : d'après Wright, dans les conditions étiologiques de certaines urticaires, on compte l'ingestion de fruits acides, l'injection de sérum, les lavements de savon, etc., conditions dans lesquelles interviennent des substances qui rendent le sang moins coagulable, en lui soustrayant et en immobilisant les sels de chaux. Chez certains malades, en même temps que la disparition de l'urticaire, on constate que le sang reprend sa coagulabilité et sa teneur normale en calcium. De là l'idée d'appliquer les sels de calcium.

Il y aurait relation directe entre la diminution de coagulabilité et la production des érythèmes divers plus ou moins urticariens et de l'urticaire.

Du reste, l'ion calcium joue un rôle important dans le fonctionnement de la cellule.

3° Antispasmodique.

Le chlorure de calcium, qui déjà, comme médicament des affections prurigineuses de la peau, agit comme calmant, et exerce, par conséquent, une action modératrice évidente sur le système nerveux, peut rendre le service d'*antispasmodique* dans les affections convulsives du système nerveux, et en particulier, d'après la pratique de A. Netter [1], dans la tétanie, les spasmes de la glotte, la laryngite striduleuse, les convulsions de toutes natures.

Mode d'action. — L'interprétation de l'action antispasmodique des sels de calcium reposerait sur les constatations suivantes.

---

[1] A. NETTER, Le chlorure de calcium dans les névroses convulsives (*Société de biologie*, 15 mars 1907).

Au cours des diarrhées et de certaines intoxications chez l'adulte comme chez le jeune enfant, se produit une spoliation calcaire. En effet, il y a excès de sels calcaires dans les urines d'enfants tétaniques (Oddo et Carle); par contre, le cerveau des enfants tétaniques a un déchet calcaire (Robert Quest).

L'administration des sels de calcium parerait à cette situation et remplirait l'indication pathogénique.

L'action modératrice du système excito-moteur, système nerveux et système musculaire, résulte des travaux de J. Loeb et des auteurs italiens.

Le lait se montre utile dans les états spasmodiques probablement par sa teneur en sels calciques.

Doses. — Ici la dose a une importance; exagérée, elle pourrait aller contre le but. Pas assez de calcium dans le sang conduit à la tétanie; trop de calcium aboutit au même résultat. Il ne faut donc pas exagérer les doses.

Voici la pratique à suivre : on peut donner entre un an et deux ans jusqu'à 1 gr. 50 et 2 gr. dans les vingt-quatre heures; mais déjà 15 centigr. peuvent suffire quotidiennement à un enfant de quinze mois.

Chlorure de calcium.	2 grammes.
Sirop d'écorces d'oranges amères . .	40
Hydrolat de tilleul	60 —

Cette formule permet de faire prendre 10 centigr. par cuillerées à café, 20 centigr. par cuillerées à dessert.

4° **Antialbuminurique**.

Le chlorure ou plutôt le lactate de calcium a été donné et comme moyen diagnostique et comme moyen curatif des albuminuries dites fonctionnelles.

D'après Wright[1], il suffirait de soumettre un albuminurique à l'administration du lactate de calcium à dose journalière de 2 à 3 gr. pour voir disparaître l'albuminurie lorsque celle-ci ne ressortirait pas directement à une vraie lésion rénale.

Même avec une lésion rénale, Renon[2] a obtenu des résultats surprenants.

Doses. — D'après Renon, donner 10 centigr. seulement pendant cinq à six jours ; s'il n'y a pas d'effet, augmenter pendant deux à trois jours, jusqu'à 50 centigr., qu'il ne faudrait pas dépasser.

Persister vingt-cinq à trente jours si besoin.

Effets. — Diminution ou cessation de l'albuminurie, régularisation de la diurèse.

Amélioration de l'état général.

---

[1] A. E. WRIGHT, *Transactions of the pathological Society of London,* 1905, vol. 2. — R. HINGSTON FOX, Albuminuria : a new method of distinguishing the harmless from the hurtful type (*Berichte und Verhandlungen des IV^ten internationales Kongresses für Versicherungs-Medizin*, Berlin, septembre 1906).

[2] RENON, Action du chlorure de calcium sur les albuminuries (*Société de thérapeutique,* novembre 1907).

Indications. — Albuminuries intermittentes, orthostatiques et autres néphrites aiguës (Netter, Iscovesco), albuminuries de toutes sortes (Renon), infectieuses, tuberculeuses, toxiques exogènes ou endogènes (Fiessinger).

COLLOIDALES (MÉDICATIONS). — Ferments métalliques (A. Robin et Bardet)[1].

Principe de la méthode. — L'état spécial dit colloïdal communique aux métaux des propriétés remarquables, dont les principales sont celles d'entraver les phénomènes d'infection[2] et de modifier la nutrition organique.

Nature des agents médicamenteux, préparations. — Plusieurs métaux et des sulfures ont pu être préparés à l'état colloïdal; les suivants ont été surtout étudiés et introduits dans la thérapeutique :

Argent colloïdal ou *collargol* ou *électrargol*, selon que la préparation s'obtient par voie chimique ou par le procédé de l'arc électrique.

Platine colloïdal.

Or colloïdal.

Palladium colloïdal.

Par les procédés chimiques, on n'obtient pas des produits purs. Malgré l'élimination par le dia-

---

[1] A. ROBIN et BARDET, Les ferments métalliques (*Bulletin de thérapeutique*, 1904-1905).

[2] NETTER, Efficacité de l'argent colloïdal dans le traitement des maladies infectieuses; multiplicité de ses indications (*Bulletin de la société médicale des hôpitaux*, 1902, p. 1088).

lyseur des corps cristalloïdes, il en reste toujours en solution.

Par le procédé de Bredig, en préparation électrique, on obtient un produit rigoureusement pur.

Ce procédé consiste à volatiliser par l'arc électrique, produit par un courant de trois à quatre ampères sous quarante volts, le métal qu'on veut avoir à l'état colloïdal.

Sous cet état, les métaux forment des pseudo-solutions. Il existe à l'état de suspension sous forme de grains minuscules de différentes grandeurs, mais invisibles au microscope ordinaire. On ne décèle ces grains qu'avec l'ultra-microscope, c'est-à-dire à l'aide d'un microscope disposé de façon à éclairer la préparation au moyen d'un prisme.

Cet artifice permet d'apercevoir un semis de points lumineux sur fond noir ; on constate que les fines particules sont animées de mouvements browniens.

Telles sont les solutions utilisées en thérapeutique.

Au sujet de la catégorie de préparations à laquelle il faut s'adresser, il y a quelques divergences entre les auteurs.

Pour Netter, il serait indifférent d'avoir recours aux préparations obtenues par voie chimique ou à celles produites par l'arc électrique, pourvu que ces préparations soient à grains fins et fraîches.

Au contraire, Iscovesco insiste sur la nécessité de n'employer que des *solutions électriques*, *stabilisées et istonoiques*, c'est-à-dire additionnées pour cela d'adjuvant.

De son côté, Bardet veut que les solutions ne soient ni stabilisées ni isotonisées [1].

En attendant que l'accord soit plus parfait, il faut toujours recommander des préparations exclusivement de métaux colloïdaux : 1° à grains le plus fins possibles, 2° fabriqués tout récemment.

Grâce à ces recommandations, on aura des agents fidèles sur lesquels on pourra sûrement compter.

Pour l'époque de l'intervention, il ne faut *pas attendre trop tard*, à un moment où l'organisme n'est plus capable de réaction efficace.

Triboulet ne voudrait pas, non plus, qu'on intervînt trop tôt.

Il y aurait probablement lieu d'appliquer aux métaux colloïdaux la méthode opsonique et de pratiquer surtout les injections lorsque l'indice opsonique remonte.

Selon le métal en suspension fine, la préparation se présente sous des couleurs différentes, violet rose pour l'or, rouge brun pour l'argent, brun gris pour le platine et le palladium. Cette couleur correspond aux métaux colloïdaux obtenus en grains très fins; si les grains n'ont pas la finesse voulue, la teinte ne reste plus la même. De même au bout d'un certain temps, les particules minimes de métal se précipitent lentement; la teinte de la

---

[1] Iscovesco et Bardet (*Académie de médecine*, 28 juin 1908).

pseudo-solution baisse, en même temps elle perd de son activité.

L'argent colloïdal et l'or colloïdal oxydent directement la résine de gaïac, la paraphénilendiamine.

Le platine colloïdal oxyde le pyrogallol, la paraphénilendiamine, la résine de gaïac et l'hydroquinone.

Les métaux colloïdaux n'agissent pas sur la tyrosine, mais augmentent le pouvoir de la tyrosinase [1].

Chauffés à 120° à l'autoclave, les métaux colloïdaux perdent toute action. Il faut donc s'abstenir d'une façon absolue de stériliser les préparations, sous peine d'en détruire l'effet recherché.

Nature des préparations, mode d'administration et doses. — L'action des métaux colloïdaux par absorption buccale semble douteuse, peut-être le serait-elle moins par la voie rectale; c'est surtout par la peau ou la circulation qu'on les fait pénétrer dans l'organisme.

Pommade en frictions :

Collargol ou mieux électrargol. . . . 15 grammes.
Vaseline. 85   —

Nettoyer la peau au savon et laver à l'éther; faire une friction forte et appuyée de dix minutes

---

[1] Foa et Aggazzoti, Sull'azione fisiologica dei metalli colloïdali (*Giornale delle R. Academia de Medicina de Torino*, voll. XIII, ann. 7ª, fasc. 5 et 6).

avec gros comme une noisette de la pommade, soit 2 à 3 gr.; recouvrir d'un imperméable.

Renouveler dans la même journée une ou deux fois, ou attendre le lendemain selon l'indication. Ou bien

Argent colloïdal. . . . . 15 grammes.
Lanoline. . . . . 35 　—
Axonge benzoïnée. . . . . 50 　—

Mélanger sans triturer très doucement l'argent colloïdal avec un peu d'eau distillée froide. Ne pas pulvériser à sec.

Laver la peau au savon, à l'éther. Avec gros comme une noisette de la pommade, deux ou trois frictions par jour, d'une durée de vingt minutes, sur une région riche en vaisseaux lymphatiques (aine, aisselle).

Recouvrir ensuite la partie frictionnée de taffetas chiffon.

L'absorption ne se fait que lentement. C'est la méthode à adopter lorsqu'il n'y a pas urgence d'agir vite.

Solution pour *injections intraveineuses*. Ce serait pour certains auteurs la méthode d'élection (Triboulet).

A cet usage, on emploie la solution suivante :

Argent colloïdal . . . . 1 gramme.
Eau distillée stérilisée . . . q. s. pour　20 cc.

Injecter de 4 à 10 cc. de cette solution dans une veine du pli du coude.

Employer pour l'injection intraveineuse une

aiguille courte de 3 cm. environ, en platine iridié, stérilisée. La bien remplir et expurger l'air.

Au lieu d'argent colloïdal, on peut avoir recours au platine colloïdal ou au palladium, ou même à l'or colloïdal. Quel que soit le métal employé, on obtient des résultats tout à fait comparables.

Injections intra-musculaires.

Il se peut que, dans certaines circonstances, il y ait quelque empêchement à pouvoir pratiquer l'injection *intra-veineuse* de collargol, soit disposition anatomique spéciale des veines, soit indocilité du malade, etc.

En une telle occurrence, on peut remplacer l'injection intra-veineuse par l'*injection intra-musculaire*, comme l'a indiqué L. Capitan [1].

Lieux d'élection. — Toutes les régions charnues peuvent être utilisées, et en particulier, chez les sujets agités, les parties facilement découvertes, par exemple, la partie antérieure de la cuisse dans le muscle droit antérieur, ou mieux, si c'est possible, le tiers supérieur de la fesse.

Nature du médicament. — A cet usage on emploie la solution de collargol à 2 p. 100.

On fera l'injection intra-musculaire profondément, et pour cela on aura une aiguille de 3 cm.

Doses. — Par injections de 3 à 2 cc. répétées, cinq à six fois dans les vingt-quatre heures (Capi-

---

[1] L. CAPITAN, Le Collargol en injections intra-musculaires (*Société de biologie*, 2 février 1907).

tan), et répétées pendant plusieurs jours consécutifs, en espaçant et diminuant le nombre des injections selon les indications du moment.

Injections locales, intra-articulaires, intra-rachidiennes, intra-pleurales.

On a introduit les métaux colloïdaux dans les cavités mêmes de l'organisme, dans les articulations, la plèvre, la cavité rachidienne.

Mode d'action. — Ferments métalliques, métaux colloïdaux possèdent une action puissante de catalyse, qui s'explique par la nature colloïdale des cellules de nos organes.

Les colloïdaux métalliques forment avec les colloïdaux organiques des associations ou complexes. Ils en constituent vraisemblablement d'identiques avec les colloïdes que sont les toxines diverses; de là leur efficacité en thérapeutique dans les infections, et leur influence sur l'oxydation organique. Il y aurait une grande analogie d'action entre les métaux colloïdaux, les ferments, les oxydes et les sérums thérapeutiques, d'où le nom de *ferments métalliques*.

A la suite des injections de métaux colloïdaux et, en particulier, de l'argent colloïdal électrique à petits grains, Achard[1] a trouvé une *leucocytose* intense avec augmentation des polynucléaires. Cette leucocytose s'accompagne d'une suractivité de la rate, de la moelle osseuse, et des organes hématopoiétiques en particulier. Il y a donc exal-

---

[1] ACHARD (*Académie de médecine*, décembre 1906).

tation d'une des défenses de l'organisme et non des moindres.

D'un autre côté, Charrin[1] a vérifié l'*action bactéricide ;* le microbe pyocyanique est atteint par l'argent colloïdal dans sa vitalité : altération de forme, altération de sa fonction colorante.

Sur la bactéridie charbonneuse, le bacille d'Eberth, le colibacille, le pneumocoque (Chirié et Monier-Villard), le bacille dysentérique, les staphylocoques, même action à des degrés divers.

Au point de vue de la température, régularisation de la thermogenèse. *Chute de la température dans les pyrexies.*

Élévation temporaire de la pression sanguine.

Les effets sur la nutrition se traduisent par une augmentation des échanges organiques; on constate, d'après le Professeur Alb. Robin[2] :

1º L'augmentation du taux de l'urée, parfois jusqu'à 30 p. 100.

Exception seulement chez les cancéreux et les rachitiques.

2º L'augmentation de l'acide urique, qui peut tripler.

3º Une véritable décharge d'indoxyle.

Effets. — Au point de vue clinique, la médication colloïdale se traduit par des effets parfois surprenants : modification de l'état général, changement du faciès, sensation d'euphorie, modifi-

---

[1] CHARRIN., *Société de biologie,* 19 janvier 1907.

[2] ALB. ROBIN, Les Ferments métalliques (*Académie de médecine,* décembre 1904).

cation de la courbe thermique qui s'abaisse, diurèse; en somme, tous les signes indiquant la tendance meilleure du pronostic.

Indications. — D'une façon générale, la médication colloïdale s'adapte : 1º à *tous les états infectieux* quels qu'ils soient; 2º à certains troubles de la nutrition.

1º D'après les faits publiés, on a relevé les résultats favorables dans les infections suivantes :

Affections thoraciques : pneumonie (Netter, Capitan), bronchopneumonie, grippe.

Pleurésies où l'on pratique des *injections intrapleurales* de 50 cc.

Affections puerpérales : infections puerpérales, abcès du sein.

Endocardites infectieuses.

Affections hépatiques : ictères graves et ictères infectieux.

Affections articulaires : rhumatismes, arthrites.

Affections méningées : méningite cérébro-spinale (injections intra-rachidiennes).

Maladies générales : scarlatine, diphtérie (injection concurremment avec le sérum antidiphtérique dans toutes les diphtéries moyennes et toxiques) (Netter [2]).

Affections chirurgicales diverses.

2º *Maladies de la nutrition.* Diabète (Iscovesco).

---

[1] Barth et Mauban, *Société médicale des hôpitaux,* 16 juin 1905.

[2] Netter, *Société de pédiatrie,* juin 1904.

DÉCALCIFIANTE (MÉDICATION)[1].

Principe de la méthode. — S'il est des cas où l'indication se pose de recalcifier l'organisme, il en est d'autres où le contraire devient salutaire. Mettre en action les substances capables de redissoudre les sels de chaux en excès fixés dans l'organisme, tel est le but à atteindre.

Nature des médicaments.

1º Limonades à acides organiques à 2 p. 100 au maximum.

Limonades à acides minéraux.

2º Sulfate de soude   1 à 2 gr. par jour.

Sulfate de magnésie   »   »

Phosphates de soude   »   »

Sulfures alcalins   »   »

Soufre.

2º Acide lactique, laits fermentés.

Acide citrique, citrons, oranges.

Cidre.

Voir aussi : *Acide (médication)* (page 1).

Indications. — Artériosclérose[2], rhumatisme, exostose, cal exubérant.

DÉCHLORURATION (MÉTHODE DE).

Principe de la méthode. — La rétention du chlorure de sodium par le rein malade provoquant

---

[1] P. Ferrier, Calcifications et décalcifications chez l'homme (*Académie des sciences*, juillet 1907).

[2] Loeper et P. Boveri. La Chaux et les artères (*Presse médicale*, 26 juin 1907).

par rupture de l'isotonie les œdèmes, on réduit les chlorures alimentaires pour ramener l'isotonie (Ch. Achard, Widal).

Détails de la méthode. — On fait la déchloruration par le régime d'abord, par les médicaments ensuite.

1° RÉGIME. — Le *régime lacté* représente déjà un régime peu chloruré. Son action sur les œdèmes dépend de sa pauvreté en chlorure de sodium, 1 gr. 50 ou 1 gr. 80 par litre. Mais la dose devient trop forte si l'on doit élever les quantités de lait à 3 et 4 litres.

Mais le vrai *régime déchloruré* comprend un régime mixte, avec aliments déjà peu riches en chlorure de sodium, sans adjonction supplémentaire de chlorure de sodium : viande, pommes de terre.

D'après Widal, le *pain* ne doit pas être salé par le boulanger qui ajoute en général par kilogramme 8 à 10 gr. de chlorure : certains pains de luxe, tels que les croissants, en renferment (Laufer) jusqu'à 16 gr. Le pain de régime doit provenir d'une pâte qui ne contient que 0 gr. 70 de chlorure par kilogramme.

La viande contient en moyenne 1 gr. de chlorure par kilogramme, soit 0 gr. 10 par 100 gr.; absorbée crue ou rôtie, sans sel et additionnée de beurre, de moutarde, de citron ou d'un filet de vinaigre. Le bœuf, le mouton, le poulet, sont les meilleures.

Les poissons d'eau douce renferment très peu

de chlorure, tandis que certains poissons de mer en contiennent jusqu'à 4 gr. par kilogramme.

Un œuf ne contient que 0 gr. 07.

Le beurre frais en a 1 à 14 gr. par kilogramme. On n'en donnera qu'un maximum de 50 gr. par jour.

La crème fraîche, les pommes de terre, le riz, les petits pois, les carottes, les haricots verts, les artichauts, les salades avec huile et vinaigre, les soupes maigres aux légumes remplaceront le bouillon.

Les sucreries, les pâtisseries, les fromages frais, tous les fruits, le chocolat peuvent ·être donnés largement.

Additionner de différentes épices, poivre, vinaigre, citron.

Comme boissons, presque toutes les eaux minérales, le thé, le café, la bière, le cidre et même le vin qu'on a interdit si longtemps aux brightiques.

Voici quelques exemples de régimes de déchloruration (Ch. Achard) :

Pain déchloruré	200	grammes.
Pommes de terre	300	—
Riz.	100	—
Sucre	100	—
Beurre	25	—

ou

Pain déchloruré	200	grammes.
Viandes	200	—
Légumes	250	—
Beurre	50	—
Sucre	40	—

ou

Pain déchloruré . . . . 200 grammes.
Pommes de terre. 700   —
Beurre. 50   —
Fromage frais 25   —

ou

Pain déchloruré . . . . 200 grammes.
Viande. 200   —
Deux œufs. . . . . »   —
Légumes. 250   —
Beurre. 50   —
Lait 1000   —

A modifier selon l'appétit et le goût des malades.

Voici des types de repas :

Petit déjeuner :

Lait . . . . 350 à 400 grammes.
Pain sans sel. 30   —

Déjeuner :

Viande sans sel . . . . 250 grammes.

Légumes soit :
- Petits pois . . . .
- Carottes . . . .
- Riz. . . . .
- Pommes de terre . . .
- Marrons en purée. . . .

250 grammes (sans sel).

Fruits cuits . . . .
Pain sans sel. . . . .

80 grammes.

Vin de Bordeaux et eau 100   —
Où eau pure 150   —

Goûter :

Comme le petit déjeuner.

Diner :

Bouillie au lait *sucrée* aux farines
  alimentaires . . . . 100 grammes.

ou deux œufs.

Pain . . . . /
Eau . . . . \ 60 grammes.

2° MÉDICAMENTS. — La *théobromine*, parmi les
diurétiques, est presque le seul qui produise la
déchloruration.

Mode d'action de la déchloruration. — Retour de
l'isotonie et excrétion des chlorures accumulés.
Elle permet l'action plus efficace des bromures.

Effets. — Disparition des œdèmes et des accidents d'urémie, amélioration de l'épilepsie, prophylaxie des néphrites [1]; surveiller avec la balance.

Indications. — *Asystolie, épilepsie, urémie, scarlatine.*

FIBROLYSIQUE (MÉDICATION.

Principe de la méthode. — Ramollir les tissus de
cicatrice et plus particulièrement les tissus de
sclérose, sans toucher en même temps aux tissus
sains.

**Nature du médicament. Mode d'administration et
doses.** — La thiosinamine, ou allylthio-urée ou
allylsulfocarbamide, est le produit qui résulte de
l'ébullition prolongée d'un mélange d'essence de
moutarde et d'ammoniaque.

---

[1] PATER, Action du régime achloruré sur les variations
de poids au cours de la scarlatine (*Presse médicale*,
19 mai 1906, n° 40, p. 318).

On trouve dans le commerce des thiosinamines qui n'ont pas tout à fait les mêmes propriétés, en particulier la même solubilité dans l'eau. La thiosinamine d'origine allemande se montre peu soluble; la thiosinamine d'origine française se dissout assez facilement. On doit donc bien spécifier thiosinamine française. La dénomination de fibrolysine est spécialisée.

Injecter sous la peau, chaque jour, 5 cc. de la solution :

Thiosinamine française . . . . 1 gramme
Eau distillée 25   —

Soit 20 centigr. de thiosinamine, et ainsi pendant vingt-cinq à trente jours; le malade reçoit donc, pendant la période de son traitement, de 5 à 6 gr. de thiosinamine.

1 cc. de cette solution renferme 4 centigr. de thiosinamine.

Faire la solution à froid,

Faire les injections sous la peau du ventre ou à la partie supérieure des fesses. *Ne jamais échauffer les solutions.*

Pour les affections de l'oreille, on peut prendre des bains d'oreille avec une solution au 1/15ᵉ avec addition d'antipyrine (Houreau)[1].

Effets. — Pas de changement appréciable du côté des bruits de souffle; mais amélioration des symptômes fonctionnels, de l'état général, de la dyspnée, de la tension artérielle, de l'albuminurie.

---

[1] HOUREAU, thèse de Paris, 1907.

Indications. — Toutes les scléroses, scléroses pleuropulmonaires, rhumatisme fibreux et, en particulier, les scléroses cardio-vasculaires, *artério-sclérose* et spécialement l'*aortite chronique*, l'*insuffisance et le rétrécissement aortique*, la médias-ténite (Renon[1]), la symphyse cardiaque (Combe[2]), l'otite adhésive, la sclérose du tympan (Lermoyez), le chéloïde, les rétrécissements œsophagiens, urétraux, le lupus (Helia), l'ataxie locomotrice[3].

HYPOTENSIVE (MÉDICATION) (H. Huchard).

Principe de la méthode. — Abaisser la tension artérielle.

Nature des médicaments. — **Nitrite d'amyle,** en inhalations.

Trinitrine (Berthelot), trinitrate de glycérine ou nitroglycérine, glonoïne des homœopathes.

> Eau distillée . . . . 300 grammes.
> Solution alcoolique de trini-
> trine au centième. . . . . LX gouttes.

Trois à six cuillerées à soupe ou à dessert, ou même cuillerées à café, suivant la susceptibilité individuelle.

Lorsque l'on veut obtenir une action plus rapide

---

[1] Louis Renon, Action de la thiosinamine sur les fibroses cardio-vasculaires (*Journal des praticiens,* 20 juin 1907, n° 26, p. 409).

[2] Combe, Action de la fibrolysine sur les tissus de sclérose (*Société Vaudoise de médecine,* 10 janvier 1906).

[3] Pope, Traitement de l'ataxie locomotrice par la fibrolysine (*British médical Journal,* juillet 1907).

avec la trinitrine, on peut l'employer en injections sous-cutanées d'après cette formule :

Eau distillée	10 grammes.
Solution de trinitrine au centième	XL gouttes.
	(H. Huchard).

Injecter sous la peau la moitié ou la totalité de la seringue de Pravaz. Cette injection n'est pas douloureuse.

Tétranitrol (tétranitrate d'érythrol), 0,005 milligr. à 0 gr. 01 toutes les trois ou quatre heures, cinq ou six fois par jour, jusqu'à légère céphalalgie.

En comprimés de 0,001 à 0,005 milligr., ou de 0 gr. 01.

Nitrite de sodium :

N° 1.		
Nitrite de soude	20 centigr.
Nitrate de potasse	1 gramme.
Bicarbonate de soude. . . .	2 —
Eau	60

Cette solution est prise en une fois, une ou deux fois, et même trois fois par jour. Le nitrite de soude, très déliquescent, ne doit pas être employé en cachet, et l'addition du bicarbonate a pour but d'éviter la décomposition du nitrite, très favorisée dans un milieu acide.

N° 2.		
Eau distillée bouillie. . . .	300 grammes.
Nitrite de soude	2
Nitrate de potasse	10
Bicarbonate de soude. . . .	20

Une cuillerée à soupe, une, deux ou trois fois par jour dans un demi-verre d'eau.

Nitrite d'éthyle ou éther nitreux :

Éther nitreux . . . . . . ⟩ aa̅ XX à XL gouttes
Alcool. . . . . ⟩   et plus.

Lacto-sérum de Blondel.

Opothérapie : extrait, de foie, de thymus, de testicule, d'ovaire, de corps thyroïde.

Électricité : l'électricité sous forme de courants interrompus à hautes fréquences ou d'*Arsonvalisation* (Moutier).

Gui (viscum album.)

On emploie l'extrait aqueux (R. Gaultier)[1].

Dose. — 0 gr. 20 à 0 gr. 30 par jour.

En *pilules* :

Extrait aqueux de viscum album . . 0 gr. 50
Excipient. . . . . q. s.

Pour 25 pilules. Chaque pilule contient 0 gr. 01 d'extrait.

De 10 à 15 pilules par vingt-quatre heures (2 pilules à la fois).

Ou bien :

Extrait de viscum album. . . . . . 10 centigr.
Tanin 5   ---

Pour 1 pilule. 5 à 10 par jour (H. Huchard).

Sous forme de *sirop* :

Extrait aqueux de viscum album . . 1 gramme.
Eau distillée bouillante. 10   --
Sirop simple 990   --

---

[1] René Gaultier, *Congrès de médecine interne*, Paris, 1907.

20 gr. de sirop contiennent 0 gr. 02 d'extrait aqueux.

Donner 10 à 15 cuillerées à potage par vingt-quatre heures.

Injection de *solution physiologique d'extrait aqueux de viscum album*, pour injections hypo-dermiques et intra-veineuses.

Feuilles sèches de viscum album . .	10 grammes.
Eau distillée bouillante	200 —
Chlorure de sodium pur.	35 centigr.

Contuser les feuilles dans un mortier et pulvé-riser grossièrement.

Infuser douze heures dans le tiers de l'eau, répéter trois fois cette opération. Exprimer chaque fois le liquide obtenu.

Réunir les trois liqueurs, filtrer et évaporer au bain-marie jusqu'à obtenir 50 centimètres cubes, faire dissoudre le chlorure de sodium, filtrer de nouveau et stériliser à 120° pendant vingt minutes à l'autoclave.

Cette solution représente le cinquième de son volume de plantes primitives et contient les prin-cipes actifs de 0 gr. 20 de viscum album.

Injecter 1 centimètre cube et plus dans les vingt-quatre heures en deux piqûres.

Indications. — *Artériosclérose à la période pré-scléreuse, hypertensions diverses, ménopause, ar-thritisme.*

IONIQUE (MÉDICATION), IONISATION, IONO-THÉRAPIE ou introduction électrolytique médi-camenteuse.

Principe de la méthode [1]. — Dans une solution saline électrolytique, c'est-à-dire capable d'être dissociée par l'électricité, de NaCl par exemple, on peut admettre, d'après la théorie de Swante Arrhenius, qu'un nombre plus ou moins grand de molécules NaCl dissoutes demeurent non dissociées, les deux atomes Na et Cl toujours soudés, tandis que d'autres molécules voient le lien qui tenait soudés les atomes Na et Cl se relâcher et l'atome Na tendre à se séparer de l'atome Cl. Ces atomes en instance de séparation, ce sont les ions. Il y a d'autant plus d'ions que la solution est plus faible.

Tandis que les molécules NaCl à atomes encore soudés subsistent, électriquement neutres, les ions prennent une charge électrique. Ici l'ion Na se charge positivement, et l'ion Cl négativement.

Si l'on fait passer un courant électrique dans une telle solution, chacun des corps sera attiré vers le pôle de nom contraire ; l'ion positif $\overset{+}{\text{Na}}$ sera attiré au pôle négatif où le conducteur de sortie du courant s'appelle *cathode*. Tout ion positif qui se porte au pôle négatif prend le nom de *cathion*.

L'ion négatif $\overline{\text{Cl}}$ va au pôle positif où le con-

---

[1] Pour l'historique, voir A. ZIMMERN, Introduction électrolytique médicamenteuse au xviiie et au xixe siècles (*Presse médicale*, 13 février 1907), et pour le détail, DELHERM et LAQUERRIÈRE, L'Ionothérapie électrique (*Actualités médicales*), Paris, 1908. (J.-B. Baillière et fils éditeurs)

ducteur d'entrée du courant s'appelle *anode*. Tout ion négatif qui va au pôle positif prend le nom d'*anion*.

Si, au lieu d'une solution de chlorure de sodium, on opère sur une solution de sulfate de sodium SO^4Na^2, on a $\overline{SO^4}$, ion négatif ou anion, et $2\overset{+}{Na}$, ions positifs ou cathions.

Les *métaux*, les radicaux métalliques sont *ions positifs* et *cathions*, l'*hydrogène* fait office de métal $\overset{+}{H}$, les alcaloïdes de même. Le radical *acide* d'un sel, le groupe *oxhydrile* $\overline{OH}$ des solutions basiques sont *ions négatifs* et *anions*; de même les métalloïdes des composés binaires hyaloïdes, ainsi dans $IK = \overline{I}, \overset{+}{K}$.

D'une façon schématique, malgré sa complexité, on peut considérer l'organisme humain comme un agrégat cellulaire imprégné d'une solution saline, théoriquement d'une solution de chlorure de sodium à 5 ou 7 p. 100. Les ions du corps réagiront donc comme ceux d'une solution faible de ce sel.

Si l'on fait passer un courant électrique à l'aide d'électrode métallique, les cathions $\overset{+}{Na}$ iront vers le pôle négatif, les anions $\overline{Cl}$ vers le pôle positif, et selon l'intensité du courant ces cathions et ces anions, devenus atomes libres, agiront localement sur les tissus, et commenceront à attaquer la peau aux points d'application. Cette propriété a son application pratique dans l'*électrolyse*.

Mais si l'on emploie des électrodes spongieuses, imprégnées elles-mêmes d'une solution saline, même faible, il se passera au niveau de ces électrodes, à la fois électrodes et électrolytes, les mêmes phénomènes d'ionisation que si le corps n'était pas interposé.

Si, pour prendre un exemple, nous imprégnons ces électrodes d'une solution d'iodure de potassium, les ions $\bar{I}$ et $\overset{+}{K}$ se transporteront vers l'électrode de nom contraire, faisant leur office respectif; $\bar{I}$ anion ira au pôle positif, $\overset{+}{K}$ cathion au pôle négatif, et pour cette translation traversera les tissus situés entre les deux électrodes.

En réalité, les faits seraient plus complexes[1]. Quand on fait passer un courant à l'aide d'électrodes imprégnées de l'électrolyte IK à travers une solution de gélatine, solution colloïdale assez analogue à un tissu organique, il n'y aura pas simple transport du cathion $\overset{+}{K}$ au pôle négatif et de l'anion $\bar{I}$ au pôle positif; mais l'anion $\bar{I}$ se combinerait aussi au cathion $\overset{+}{Na}$ de la solution isotonique de gélatine libéré en même temps. C'est donc comme si l'on avait injecté *in situ* du INa.

Quoi qu'il en soit, on conçoit donc la possibilité de faire traverser les organes par les médicaments

---

[1] ISCOVESCO et MATZA, Sur la pénétration ionique d'électrolytes à travers les sels colloïdaux (*Société de biologie*, 26 janvier 1907).

et d'agir ainsi non plus par l'intermédiaire de la
circulation générale, ce qui peut avoir des inconvénients, mais directement par l'apport électrique
des substances thérapeutiquement actives. Il y a
une facilité de plus à faire agir localement les
médicaments.

C'est à cette pénétration dans l'économie qu'on
a donné le nom de *médication diadermique*, anciennement connue aussi sous la dénomination
de cataphorèse.

La réalité de la pénétration électrolytique des
médicaments à travers la peau a été démontrée
par Stéphane Leduc par une expérience déci-
sive. Du sulfate de strychnine imprégnant un carré
d'ouate hydrophile placé sur la peau rasée d'un
lapin reste sans action. Si l'on fait passer un courant électrique, le tampon servant d'électrode,
l'animal meurt d'intoxication strychnique, et cela
selon qu'on place l'alcaloïde à tel ou tel pôle.
L'intoxication se produit par le pôle positif et non
pas par le négatif; il en est de même avec d'autres
poisons. Pour le cyanure, c'est le pôle négatif qui
joue le rôle actif.

Toutefois il y aurait plutôt pénétration superfi-
cielle que profonde d'après les recherches histo-
chimiques de Tuffier et A. Macite[1]. On devrait
considérer d'après les auteurs :

« 1° L'action médicamenteuse vraie, qui reste
absolument localisée à la peau, sauf pour les

---

[1] TH. TUFFIER et A. MACITE, A propos des médications
ioniques (*Société de biologie*, 26 janvier 1907).

médicaments toxiques à très faibles doses, qui peuvent produire des effets généraux après leur passage dans la circulation.

« 2° L'action due aux phénomènes biologiques qui se produisent sous l'influence du courant et indépendamment dè la solution employée. De telle sorte que l'action sur les tissus profonds (arthrite, par exemple) n'est pas due à la présence du médicament lui-même dans les tissus articulaires, mais à l'action osmotique provoquée par le déplacement des ions de l'organisme. »

Certains auteurs, P. Hartenberg[1] entre autres, se demandent si le peu de substance introduite peut avoir une action très efficace, même localement.

Du reste, la *thérapeutique des ions* doit rester avant tout une *thérapeutique locale*[2]. Pour localiser une action médicamenteuse, elle apparaît bien supérieure à la méthode d'ingestion buccale; mais comme action générale, elle reste manifestement inférieure à cette dernière.

Limiter ainsi son domaine, c'est à l'avance arrêter les incursions en dehors de ce domaine et éviter le discrédit qui naîtrait de tentatives maladroites.

Mode d'application. — L'application du traitement électro-ionique nécessite une instrumenta-

---

[1] P. Hartenberg, A propos de la thérapeutique ionique (*Journal de physiothérapie*, 1907).

[2] Albéric Bouchet, la Thérapeutique des ions (*Journal des praticiens*, 19 janvier 1907, n° 3, p. 41).

tion et l'emploi d'une solution médicamenteuse.

A. INSTRUMENTATION. — Voici à ce sujet ce que
A. Bouchet emploie :

1° *Source électrique.* — On doit disposer d'un
courant continu qui peut être fourni soit par un
secteur urbain à courant continu ou rendu continu
s'il est alternatif, soit par des accumulateurs, soit
par une batterie de piles pouvant donner un
potentiel de 60 volts au minimum.

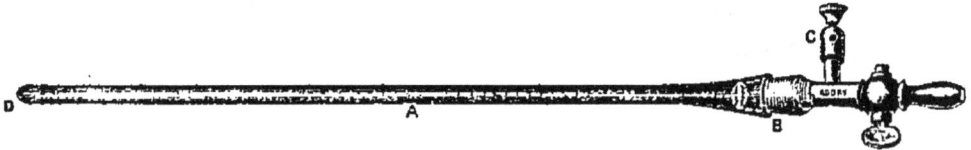

Fig. 3. — Électrode pour l'ionisation urétrale.

2° Un *réducteur de potentiel* pour permettre de
faire varier le voltage.

3° Un *voltmètre* pour mesurer ce voltage.

4° Un *milliampèremètre gradué en unités* pour
faciliter les variations minimes d'intensité.

5° Un *inverseur de courant.* Ces quatre appareils
seront montés sur un même tableau.

6° Des *jeux de câbles* de 1 à 3 mètres par paire,
revêtus de soie rouge pour le pôle positif, verte
pour le négatif, afin d'éviter les confusions de
pôles au moment des applications.

7° Des *serre-fils* ou mieux des électrodophores
de Delineau à trous multiples, permettant la fixation et le groupement des différents conducteurs
sur le même pôle.

8° Des *électrodes*. Pour l'électrode indifférente, A. Bouchet utilise les plaques de zinc ou d'étain avec peau de chamois, recouvertes d'ouate hydrophile chimiquement pure, mouillée avec une solution salée faible, de 1 centimètre d'épaisseur et d'au moins 4 centimètres carrés de dimension.

St. Leduc emploie des plaques métalliques souples et nues, doublées de tissu hydrophile en 16 ou 32 doubles.

L'électrode active se compose de même d'ouate ou de tissu hydrophile de 2 centimètres d'épaisseur couvrant toute la surface à traiter ; s'il s'agit d'une articulation, on entoure celle-ci complètement. Sur le tissu hydrophile imprégné de substance médicamenteuse, on dispose des *tressés de cuivre rouge* reliés au courant.

La forme, la nature même de l'électrode active varie avec les régions à traiter. Pour l'urètre, on doit recourir à une sonde d'un dispositif tout spécial [1].

Application. — Les deux électrodes préparées, on applique l'indifférente en général à la région dorso-lombaire, de façon qu'elle se maintienne seule en place, le malade étant couché.

L'application de l'électrode active varie avec les régions. On peut limiter l'espace à l'aide de

---

[1] ALBÉRIC BOUCHET, La Thérapeutique des ions, Traitement de l'urétrite blennorragique (*Journal des praticiens*, n° 6, 9 février 1907, p. 89).

taffetas imperméable d'une feuille de gutta-percha laminée, par exemple.

Avant l'application, on s'assure que les surfaces cutanées sur lesquelles on doit agir ne présentent pas de solution de continuité ; on contrôle son intégrité en y passant un tampon imbibé d'alcool-éther. On recouvrirait de collodion tout point

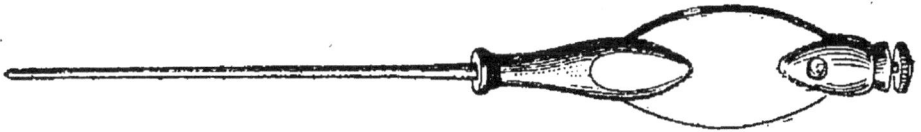

Fig. 4. — Électrode pour l'ionisation utérine.

dénudé avant de commencer la séance électrolytique.

Manœuvres. — Une fois les électrodes en place, on les relie chacune à un des pôles. Ce pôle peut varier selon la nature du médicament employé ; ainsi, s'il s'agit de salicylate de soude, l'ion actif, l'acide salicylique, étant un anion, on reliera l'électrode imprégné de sa solution au pôle négatif. L'électrode indifférente dorso-lombaire recevra le pôle positif.

Pendant tous ces apprêts, l'appareil électrique reste au zéro.

Quand tout est bien vérifié, pôles exactement placés, bon raccordement à la source, etc., on fait passer le courant d'abord à très faible intensité, puis progressivement jusqu'à 0,050 à 0,100 milliampères et même plus, environ 0,002 *milliampères par centimètre carré de surface traitée.*

On maintient le maximum possible vingt minutes à une demi-heure.

Pour cesser la séance, on diminue peu à peu l'intensité jusqu'au zéro.

S'il se produit de fortes sensations douloureuses localisées, on ramène lentement au zéro, et l'on protège par du collodion les points douloureux.

Nature des médicaments et indications thérapeutiques. — D'après les principes généraux de l'ionisation, tous les médicaments, à la seule condition qu'ils soient corps électrolytiques, peuvent s'administrer au moyen de l'électricité. On peut donc en imaginer une longue liste.

Mentionnons ceux qui jusqu'ici ont donné lieu à des applications cliniques avec l'indication thérapeutique correspondante.

1º GOUTTE. Sel de lithium. Plonger la région malade dans un bain ainsi composé :

Chlorure de lithium . . . . 2 parties.
Lithine. . . . . 1/2 partie.
Eau . . . . q. s. pour 100 parties.

On place cette solution au pôle positif.

On peut varier la solution et le mode d'application, par exemple la verser sur du coton hydrophile.

En général l'intensité du courant par décimètre carré doit être de 20 milliampères (Labatut), à 100 et 200 (Guilloz).

La durée d'application sera de vingt à trente minutes, plus même, jusqu'à une et deux heures par jour.

2° ARTHRITES RHUMATISMALES. Salicylate de soude.

Pédiluve ou autre récipient rempli avec la solution suivante, en quantité suffisante :

Salicylate de soude.	3 parties.
Eau chaude.	97 —

La solution est placée au pôle négatif.

Selon la région on varie le mode d'application. Le coton hydrophile se prête bien à toutes ces variantes.

L'intensité du courant varie avec l'étendue de l'application de 15 milliampères à 40 et 50.

Durée de l'application. — Quarante-cinq minutes à une heure, tous les trois jours ou moins, selon les cas et les circonstances.

On peut calculer que chaque gramme décomposé au pôle négatif introduira dans les tissus sous-jacents 0 gr. 23 du salicylate de soude employé[1] au maximum.

3° ANKYLOSES de natures diverses, consécutives au rhumatisme, à l'arthrite fongueuse. Chlorhydrate d'ammoniaque ou chlorure de sodium[2].

Procédé analogue à celui mis en œuvre avec le salicylate de soude.

---

[1] DESFOSSES et A. MARTINET, L'Ion salicylique (*Presse médicale,* n° 32, 2 octobre 1907, p. 252).

[2] P. DESFOSSES et A. MARTINET, La Sclérolyse ionique (*Presse médicale,* n° 23, 20 mars 1907, p. 178). — DUREY, Le Massage et l'ionisation dans les affections articulaires (*Presse médicale,* n° 44, 1er juin 1907, p. 347).

Pour le chlorure de sodium, solution à 1 p. 100, placée au pôle négatif.

Dans les mêmes cas d'ankylose, de rhumatisme chronique, on peut avoir recours à l'ion iode [1].

On emploie la solution suivante :

Iodure de potassium . . . .   1 gramme.
Eau distillée . . . .   99 grammes.

On en applique une quantité suffisante sur les articulations malades à l'aide de seize doubles de tissu d'ouate hydrophile, que l'on recouvre d'une plaque d'étain reliée au pôle négatif.

Courant de 40 à 100 et même 105 milliampères progressivement.

L'ion iode a été employé aussi dans des cas de *fistule pleurale* consécutive à un empyème.

D'une façon générale, on peut penser à l'application ionique de l'iode dans toutes les affections où il y a indication de l'iode localement.

4º NÉVRALGIES, TIC DOULOUREUX DE LA FACE. Sel de quinine ou bien solution de salicylate de soude à 2 p. 100.

10 à 20 milliampères, même 45 (Leduc), pendant quarante minutes.

5º AFFECTIONS CUTANÉES DIVERSES. Chlorure de zinc, sulfate de magnésie :

Nº 1. Chlorure de zinc . . . .   1 partie.
      Eau distillée . . . .   99 parties.
Nº 2. Sulfate de magnésie . . . .   3 parties.
      Eau distillée . . . .   97 parties.

---

[1] RAYMOND BRILLOUET, Étude physique et thérapeutique des ions et particulièrement de l'ion iode (Thèse de Paris, 1907, J.-B. Baillière et fils).

4*

Application à l'aide du coton hydrophile, au pôle positif. Cerner la région à traiter par du tissu imperméable, gutta laminée ou autre, avec 10 à 15 milliampères, pendant 20 à 50 minutes.

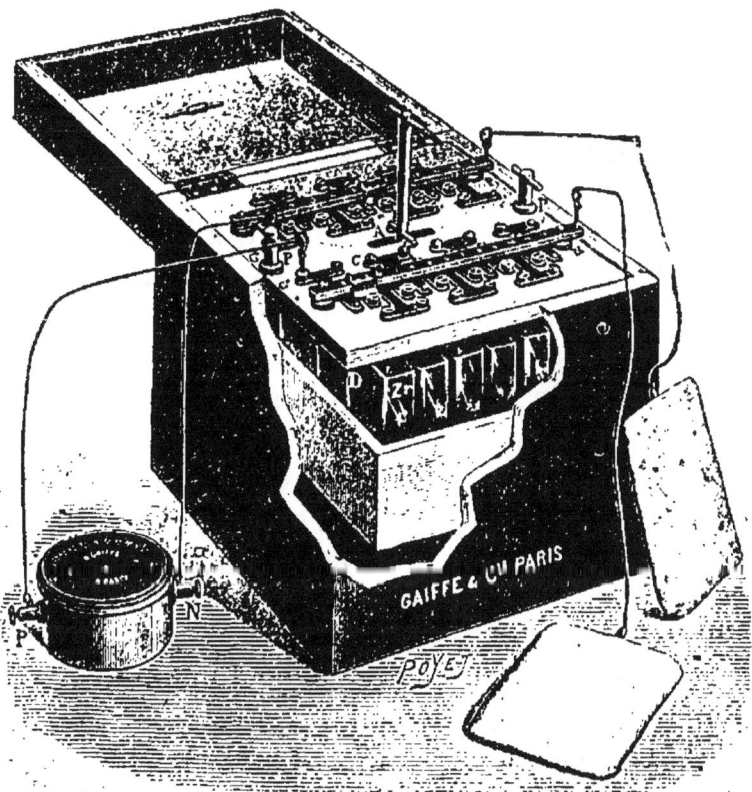

Fig. 5. — Appareil portatif pour l'ionisation.

On a ainsi traité des ulcères variqueux, des verrues, des épithéliomas, etc.

6° AFFECTIONS URÉTRALES, BLENNORRAGIE. Chlorure de zinc ou sulfate de zinc.

L'ion zinc donne des résultats dans les affections de l'urètre, mais il faut un dispositif spécial qui permette l'action de se produire dans le
canal.

Solution :

Sulfate de zinc.	1/2 partie.
Eau.	99 1/2 parties.

Pour cette application intra-urétrale [1], on dispose un récipient, le boek habituel des injections
diverses, contenant 2 litres de la solution précédente. Une sonde à œillets multiples, dite sonde
de Desnos, est introduite dans le canal. Celle-ci
est réunie au tube d'écoulement d'un bock par un
robinet métallique, porteur d'une borne à vis
destinée à la fixation d'un des fils électriques.

Dans le diamètre de ce tube à robinet, une bar-
rette permet de fixer un fil de platine à extrémité
boutonnée qui parcourt la sonde jusqu'à 1 cm. 1/2
de son extrémité, afin de prolonger ainsi le courant dans le sens même du liquide de lavage.

Le reste de l'application ressemble à toutes les
applications dermothérapiques ; l'électrode indifférente, large, mesure au moins 1 dcm², maintenue
dans la région dorso-lombaire.

On utilise un courant de 20 à 30 volts et de 1,
2, 5 et même 10 milliampères.

7° MÉTRITES HÉMORRAGIQUES, MÉTRITES BLEN-

---

[1] ALB. BOUCHET, La Thérapeutique des ions. Traitement
de l'urétrite blennorragique (*Journal des praticiens,*
n° 6, 9 février 1907, p. 89).

NORRAGIQUES. La propriété caustique du zinc peut servir à traiter certaines métrites.

Pour le traitement endométrique lui-même il peut s'opérer grâce à un dispositif spécial[1].

C'est un hystéromètre construit de façon à pouvoir recevoir dans sa partie libre des tiges de zinc de longueur et de calibre variables, et à pouvoir se réunir à une électrode.

Entre la tige de zinc et l'électrode, un revêtement de caoutchouc permet l'isolement pour garantir les tissus sains. Les auteurs ont adopté des dispositifs différents[2].

Cet hystéromètre est réuni au pôle positif.

Le pôle négatif est formé de compresses de gaze imbibées d'eau salée, recouvertes d'une plaque souple d'étain, le tout fixé sur l'abdomen ou sur la cuisse du malade.

Courant de 30 à 60 milliampères, d'une durée d'application de vingt à trente minutes.

Avant de faire l'application de l'hystéromètre, on aseptise le vagin et on y fait passer sous courant électrique une solution de :

Sulfate de zinc.	0 gr. 50
Eau	99 — 50

---

[1] P. DESFOSSES et A. MARTINET, L'Ion zinc (*Presse médicale*, n° 55, 10 juillet 1907, p. 436). — LAQUERRIÈRE, Quelle est la valeur pratique de l'introduction électrique des médicaments (*Société de thérapeutique*, avril 1908).

[2] A. BOUCHET, La Thérapeutique des ions. Traitement de la métrite blennorragique (*Journal des praticiens*, n° 8, 23 février 1907, p. 121). — A. MALHERBE, De l'électroionisation transtympanique (*Bulletin médical*, n° 16, 2 mars 1907, p. 182).

On a aussi, mais moins couramment, utilisé des électrodes de charbon, de platine, d'argent, d'aluminium, de cadmium, selon qu'on avait l'intention de recourir à des électrodes attaquables ou à des électrodes inattaquables.

Il y a avantage à choisir une électrode attaquable, et en particulier l'électrode zinc.

Pour le traitement, en dehors du dispositif électroionique, on doit avoir à sa disposition :

1° Un spéculum isolant, par exemple un spéculum de Fergusson en porcelaine ou en verre ;

2° Une canule en caoutchouc souple à œillets multiples, avec obturateur de porcelaine, pour pratiquer les injections vaginales ;

3° Un bock à injections d'environ 2 litres, destiné à distribuer la solution chaude de sulfate de zinc ;

4° Un dispositif pour les traitements gynécologiques, table ou chaise longue à spéculum.

On peut se servir de ce meuble pour y disposer la grande électrode indifférente dorso-lombaire.

8° AFFECTIONS DE L'OREILLE, en particulier les affections chroniques non suppurées.

Solutions :

Chlorure de sodium. . . . . 5 parties.
Eau distillée. 95

Iodure de potassium. . . . . 2 parties.
Eau distillée. 98

Ces deux solutions sont placées au pôle négatif pour dégager l'ion chlore et l'ion iode.

Nitrate de pilocarpine	2 à 5 parties.
Eau distillée.	98 à 95 —
Chlorure de zinc.	1 partie.
Eau distillée.	99 —

Ces deux solutions au pôle positif pour dégager l'ion zinc et l'ion pilocarpine.

L'électrode active, terminée par une petite mèche d'ouate hydrophile imprégnée de la solution choisie, s'introduit dans le conduit auditif externe jusqu'à contact avec la membrane du tympan; l'autre électrode est figurée par une bougie à surface revêtue d'un isolant, sauf à l'extrémité terminée en olive métallique.

Cette liste d'affections et de médicaments ioniques n'est qu'une liste d'attente. A cette liste, viendront se joindre d'autres médicaments pour des médications semblables ou pour d'autres.

On a déjà fait des tentatives d'application de l'ion mercure dans la syphilis [1]; d'autres suivront.

Le point important est d'avoir, dès aujourd'hui, les principes généraux de la méthode.

Méthode d'extraction électrolytique.

Par l'ionisation médicamenteuse, on se propose d'introduire plus ou moins profondément dans l'organisme, telle ou telle substance, tel ou tel ion.

Par un procédé inverse, il est possible non plus d'introduire, mais d'extraire les ions de l'orga-

---

[1] FOVEAU DE COURMEILLES, L'Ion mercure dans la syphilis (*Annales de thérapeutique dermatologique et syphiligraphique et de prophylaxie antivénérienne,* t. VII, n° 4, 20 février 1907).

nisme, ainsi l'acide urique des tophi goutteux
(Bordier)[1].

Ionisation médicamenteuse. — En dehors de l'introduction électrolytique des substances médicamenteuses, la notion des ions régit encore un
plus grand territoire de la thérapeutique.

L'ionisation gouverne en quelque sorte l'action
médicamenteuse. Ainsi tandis que dans le KCl
l'anion $\overline{Cl}$ agit comme chlore et produit des effets
sclérolytiques, dans le chlorate ClO^3K, la dissociation ionique sépare la molécule en deux ions K
et ClO^3 qui agit non plus comme chlore, mais
comme anhydride chlorique.

Si l'ion actif d'un médicament se présente plus
concentré, l'effet curatif, pour un même poids de
médicament, se renforce proportionnellement.
Ainsi pour le mercure, l'ion Hg apparaît plus concentré lorsqu'il s'isole du sublimé que lorsqu'il provient de sels plus compliqués où l'ion Hg n'est plus
sous la forme Hg, mais englobé avec d'autres corps.

On a adopté souvent ces derniers à cause de la
douleur que provoque le sublimé. Mais pour parer
à cette douleur, il suffit de le diluer comme avec
la solution suivante (St. Leduc).

Sublimé . . . . 10 centigr.
Chlorure de sodium recristallisé . . 1 gramme.
Eau distillée . . . . 100 grammes.

---

[1] BORDIER et ROUCH, Expériences sur les phénomènes
d'entraînement et de transport des ions par l'électricité
statique (Congrès de l'association française pour l'avancement des sciences, Cherbourg, et Archives d'électricité
médicale, 25 janvier 1906).

Trois fois par semaine, injecter dans les muscles fessiers 20 cc., lentement, en deux minutes environ.

Il n'y a ni douleur, ni induration.

INTRATRACHÉALE, TRACHÉALE (MÉDICATION).

Principe de la méthode. — Porter directement les médicaments dans la trachée et de là dans les bronches et les bronchioles, au lieu de les faire passer par la circulation générale.

On peut ainsi obtenir une action locale directe et rapide. Il est possible aussi, par la voie trachéale, de faire pénétrer des médicaments destinés à une action générale : mercure dans la syphilis, quinine dans le paludisme, eau chez les cholériques (Duboué).

Nature des médicaments.

Voici les principales formules utilisées :

1° Créosote pure de hêtre. . . . .   2 gr. 50.
   Huile d'olives stérilisée. . . . . . .   50 —
                              (Louis Don, de Lyon).

F. s. a. solution.

2° Gaïacol pur . . . .   2 gr. 50.
   Huile d'olives stérilisée. . . . . .   50 —
                    (Faivre, Rivière, Vincent, Thorpe).

F. s. a. solution.

3° Eucalyptol. . . . .   10 gr.
   Huile d'olives stérilisée et lavée à
   l'alcool. . . . .   90 —
                                    (Mendel).

Débuter par des doses plus faibles.

4° Menthol pur . . . . 2 à 10 gr.
Huile d'olives stérilisée. . . . . . . 100 —
(FERRÉ, JAY, BROMWELL).

F. s. a. solution.

5° Izol . . . . 1 gr.
Huile d'olives stérilisée. . . . . . . 100 —
(DUNCAN, MOORHEAD, CAMPBELL).

6° Aristol. . . . . 1 gr.
Huile d'olives stérilisée. . . . . . . 15 —

7° Aniodol . . . . 1 gr.
Huile d'olives stérilisée. . . . . . . 25 —

8° Essence de thym . . . .)
Essence de cannelle . . . . > āā 5 gr.
Essence d'eucalyptus. . . . .)
Huile d'olives stérilisée. . . . . . . 100 —

9° Essence de thym . . . .)
Essence de cannelle . . . . . . > āā 5 gr.
Essence d'eucalyptus . . . .)
Huile d'olives pure stérilisée . . . . 300 —
SALAMO).

10° Acide cinnamique . . . . 1 gr.

Faire dissoudre à chaud dans :

Huile d'olives lavée à l'alcool et
stérilisée. . . . . 50 gr.

Ajouter immédiatement :

Essence de myrte . . . . 5 gr.
Huile d'olives stérilisée... q. s. pour. 100 cc.
(RUAULT).

F. s. a. solution. Agiter et laisser refroidir.

Doses. — Selon les formules, de 2 à 5 et à 10 cc.

par jour. Mendel [1] pratique 3 seringuées de 3 cc. lancées coup sur coup, ou 5 cc. tous les deux jours pendant un mois environ (Salamo).

Mode d'administration technique.

A. **Méthode transtrachéale** (Pignol). — Le procédé de Pignol consiste, à l'aide d'une seringue de Pravaz, à pénétrer entre deux anneaux de la trachée et à injecter le liquide médicamenteux. L'aiguille doit être un peu longue.

Éviter la piqûre du corps thyroïde, par crainte d'hémorragie.

B. **Méthode bucco-pharyngienne** (Mendel). — Par cette méthode, on lance directement le liquide médicamenteux dans le pharynx.

En effet, si, après avoir recommandé au patient de ne pas avaler, on projette une petite quantité de liquide sur la paroi postérieure du pharynx, le liquide descend par son propre poids dans les voies aériennes.

Dans ces conditions, le pharynx peut jouer le rôle d'entonnoir à orifice unique représenté par la glotte, l'orifice digestif étant fermé en dehors de la déglutition.

Chez un trachéotomisé, auquel on pratique l'injection, on voit le liquide injecté (huile rougie à l'orcanette) ressortir en grande partie par la plaie trachéale.

---

[1] H. MENDEL, L'Injection trachéale simplifiée (*Société de l'internat des hôpitaux de Paris*, décembre 1904, et *Memento thérapeuthique des maladies respiratoires*, 1907, p. 148). — LA FOULHOUZE, thèse de Paris, 1905.

Un malade normal ne manifeste aucune espèce de gêne, il sent un liquide frais descendre dans sa poitrine qui amplifie instantanément sa respiration.

Voici la technique du procédé de Mendel, un peu modifiée par Salamo.

Elle ne comporte pas de difficulté. On réussit du premier coup (Jayle).

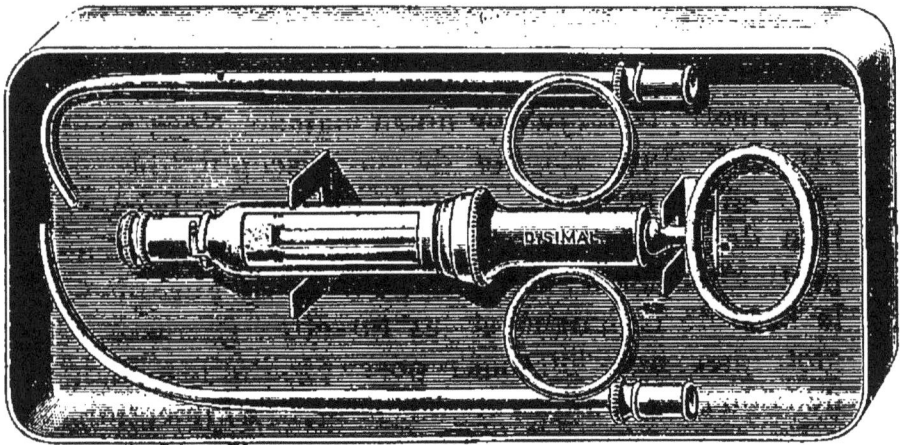

Fig. 6. — Seringue du docteur Mendel.

Position du malade. — Le malade est placé devant nous sur un siège légèrement plus élevé, ses deux jambes entre les nôtres.

Dispositif général. — Nous avons à côté de nous :

1° Des tire-langues stérilisés pour saisir la langue du malade ;

2° Un crachoir ou mieux un seau hygiénique, contenant une solution antiseptique, où il peut cracher et où nous jetons les linges qui nous ont servi ;

3° Une seringue laryngée ordinaire ; ·

4° Une solution antiseptique (lusoforme à 2 p. 100) où nous mettons à tremper les miroirs et les canules ;

5° La solution à injecter dans un flacon à large ouverture ;

6° Une solution de cocaïne à 1 p. 100 ou de stovaïne à 1 p. 50 dans un pulvérisateur, que nous utilisons pour les pharynx à réflexes exagérés.

PREMIER TEMPS. — Nous examinons, à l'aide du miroir, le larynx de notre malade. Nous nous rendons ainsi compte de sa susceptibilité ; si celle-ci est exagérée, nous faisons une pulvérisation de cocaïne ou de stovaïne, en visant tout particulièrement, selon les conseils de Fournié [1], la base de la langue et les fossettes glosso-épiglottiques ; nous laissons reposer ensuite le malade deux ou trois minutes et nous passons à l'injection.

DEUXIÈME TEMPS. — Nous nous sommes, bien entendu, muni, au préalable, du miroir de Clark, du miroir laryngoscopique ordinaire, ou bien nous employons le laryngoscope de Cadier, qui donne une excellente lumière. On peut aussi se mettre près d'une fenêtre ou projeter la lumière d'une lampe ou d'un bec de gaz.

De la main gauche alors, nous saisissons, au moyen d'un petit linge, la langue de notre malade entre le pouce et l'index ; nous la tirons légèrement hors de la bouche et nous la maintenons solidement ; puis nous introduisons notre se-

---

[1] *Soc. paris. de laryng.*, nov. 1905.

ringue, face à la partie postérieure du pharynx, le bec de la canule en bas ; nous disons au malade de prononcer é, é, et, au moment précis où il articule cette voyelle, nous poussons rapidement le contenu de la seringue ; nous lui recommandons alors de ne pas avaler et de faire, au contraire, une forte inspiration.

TROISIÈME TEMPS. — Nous maintenons encore, pendant dix à quinze secondes, la langue hors de la bouche, puis nous faisons cracher le malade dans le seau. Il nous paraît inutile, quant à nous, de le faire gargariser ensuite.

Effets. — Dans la très grande majorité des cas, l'injection ainsi faite ne provoque aucune réaction dans le larynx ; on note cependant quelquefois un léger picotement. Il faut bien savoir aussi que, chez quelques malades, les premières gouttes d'huile surprennent le larynx et provoquent une légère toux. Il suffit, pour éviter ce désagrément, d'aller progressivement et de ne pas donner d'emblée de trop fortes doses.

Résultats. — Voici ce qu'a noté Mendel :

RÉSULTATS GÉNÉRAUX. — 1° *Suppression de tout traitement gastrique.* Avantage tout négatif, mais dont on n'a pas à faire ressortir l'importance devant des médecins qui connaissent la fréquence et la gravité de la dyspepsie médicamenteuse.

2° *Amplification rapide de la respiration* (constatée au moyen de nombreux tracés pneumographiques) et amélioration correspondante de l'hématose, de l'appétit et de la vitalité, d'où augmentation du poids.

Salamo a observé l'augmentation des forces, la diminution des sueurs chez les tuberculeux.

RÉSULTATS LOCAUX. — 1° *Pansement quotidien du larynx*. Véritable prophylaxie de la laryngite tuberculeuse et traitement de la laryngite confirmée.

2° *Amélioration fonctionnelle*. Diminution ou même cessation de la toux et de l'expectoration. Amélioration observée dans les quatre cinquièmes des cas.

3° *Amélioration de l'état sthétoscopique* dans la moitié des cas environ. Cette amélioration consiste dans l'amplification des régions qui respiraient peu ou pas du tout et dans l'assèchement du tissu ramolli ou ulcéré.

Indications. — La médication intra-trachéale est indiquée dans les bronchites chroniques, les ozènes laryngo-trachéaux, les laryngites catarrhales et professionnelles, dans la tuberculose surtout peu avancée, dans la gangrène pulmonaire, la gangrène des extrémités bronchiques, les vomiques, les pleurésies purulentes et dans tous les cas où l'on veut agir plus directement sur la muqueuse des voies respiratoires en général.

MINÉRALISATRICE (MÉDICATION).

Principe de la méthode. — Redonner à l'organisme les sels minéraux qu'il a perdus, *reconstituer l'équilibre du plasma sanguin* (Alb. Robin). Voir aussi : Médication récalcifiante (p. 217).

Nature des médicaments. — On met l'estomac en état, par exemple en donnant, cinq minutes avant le repas :

Sulfate de potasse	5	centigr.
Azotate de potasse	5	—
Bicarbonate de soude	30	—
Poudre d'yeux d'écrevisse	25	—
Poudre d'ipéca	1	—

pour un cachet. F. s. a. dix cachets semblables.

Puis on applique le traitement par étapes :

Prescrire : 1° des *poudres salines,* dans lesquelles les sels se retrouvent dans les *cendres du sang total*.

Chlorure de sodium	27	grammes.
— de potassium	2	—
Phosphate de soude	4	—
— de potasse	2	—
— de chaux	1	—
— de magnésie	1	—
Sulfate de potasse	2	—
Bicarbonate de soude	11	—
Carbonate de fer	1	—
Poudre d'hémoglobine	5	—

Divisez cette quantité en quatre-vingts cachets. Prendre deux cachets avant le déjeuner et le dîner, pendant trois semaines à un mois.

2° L'administration de fer :

Tartrate ferrico-potassique	10	centigr.
Poudre de rhubarbe	5	—
Magnésie calcinée	5	
Extrait de quinquina	10	—

pour une pilule. Prendre une pilule au commencement du déjeuner et du dîner.

L'addition de la magnésie a pour but de remédier au déficit magnésien constaté dans le sang et dans l'urine de la plupart des anémiques.

Ou bien, pour aller plus vite, associer poudres salines et fer dans la *thériaque minérale* suivante qui facilite l'assimilation :

Chlorure de sodium	15	grammes.
Chlorure de potassium	10	—
Phosphate de soude	13	—
Phosphate de potasse	6	—
Glycérophosphate de chaux	1	—
Glycérophosphate de magnésie. . .	1	—
Sulfate de potasse	1	— 50 cgr.
Carbonate de fer.	0	— 50 —
Poudre d'hémoglobine	2	— 50 —
Glycérophosphate de fer	15	—
Jaune d'œuf	15	—
Lactose	10	—
Caséine	5	—
Poudre de fèves de Saint-Ignace. .	1	—
Poudre de rhubarbe , ...	4	—
	100 grammes.	

Mêlez très exactement et divisez en cent paquets.

Un paquet avant le déjeuner et un avant le dîner ; augmenter progressivement suivant le degré de la tolérance stomacale, jusqu'au *maximum de six par jour*.

3º Joindre comme régime : jaune d'œuf, viande de bœuf, pois, lentilles, épinards, fraises, aliments les plus ferrugineux.

Enfin, vin de Bourgogne comme base de la boisson ; couper avec eau minérale ferrugineuse

Renlaigue, source Rouge de *Saint-Nectaire*, qui renferment aussi du chlorure de sodium, ou avec eau de *Bussang*, de *Forges* ou de *Spa*.

Indications. — *Anémies plasmatiques* de la *tuberculose*, *phosphaturies*, *hémoglobinuries*, *albuminuries* fonctionnelles, phosphaturiques, dyspeptiques, *anémies*, *chloroses*.

OPOTHÉRAPIE.

Toute l'opothérapie découle de cette notion, dont la réalité a été démontrée par Brown-Séquard dès 1869, que *tout organe*, glandulaire ou non, *possède une sécrétion interne*, sécrétion interne dont a besoin l'organisme pour son bon fonctionnement, soit que les substances d'excrétion interne agissent directement, soit qu'elles remplissent le rôle d'agent antitoxique.

On conçoit que chez l'homme malade cette sécrétion interne puisse être insuffisante, absente ou viciée.

Suppléer à ce trouble ou à cette insuffisance de la sécrétion interne, telle est l'indication que s'efforce à remplir cette partie de la thérapeutique, qui a reçu le nom d'organothérapie, d'opothérapie.

C'est un des coins les plus fouillés de la thérapeutique actuelle.

Ce chapitre résume les moyens les plus récents entrés dans la pratique de ces dernières années.

OPOTHÉRAPIE ASSOCIÉE.

Il arrive dans certains cas que tel ou tel extrait

d'organe, correspondant à l'indication thérapeutique, reste inerte : ni intolérance, ni résultat. Dans ces cas, on peut parfois recourir avec succès à une association opothérapique comme l'ont montré Renon et Delille [1].

C'est ainsi que, chez une malade atteinte d'*acromégalie,* ni l'extrait thyroïdien, ni l'extrait ovarien ne se montrait actif, tandis que 0 gr. 20 de poudre totale de thyroïde associée à 0 gr. 40 de poudre totale d'ovaire amène un soulagement rapide. Mais en même temps l'extrait thyroïdien, qui jusque-là n'avait provoqué aucun signe d'intolérance, commence à en produire au bout de trois mois, bien que les auteurs aient eu soin d'interrompre toute médication pendant huit à dix jours tous les vingt à vingt-cinq jours.

Dans la suite, huit jours de traitement suffisaient pour faire renaître les accidents d'hyperthyroïdie : tremblement, palpitation, tachycardie, sueurs, diarrhée.

Ce qu'il faut remarquer, c'est ce fait que les phénomènes d'intoxication thyroïdienne n'arrivent que par l'administration associée de l'extrait thyroïdien et de l'extrait ovarien ; l'extrait thyroïdien reste inerte seul.

Chez un sujet atteint de myasthénie bulbo-

---

[1] L. RENON et A. DELILLE, De l'utilité d'associer les médications opothérapiques (*Société de thérapeutique,* juin 1907). — H. CLAUDE et H. GOUGEROT, Sur l'insuffisance simultanée de plusieurs glandes à sécrétion interne, insuffisance pluriglandulaire (*Société de biologie,* 28 décembre 1907).

spinale, la *poudre totale d'hypophyse associée à la poudre totale d'ovaire* a produit la guérison en six semaines. Le traitement a été prolongé cinq mois, et bien qu'il y ait interruption depuis un mois, il n'y a pas tendance au retour des phénomènes parétiques.

OPOTHÉRAPIE CARDIAQUE.

Extrait de cœur. Cardine. — Principe de la méthode. — Application de la méthode générale de Brown-Séquard.

Nature, préparation, administration de l'agent thérapeutique. — Comme pour la séquardine (voir page 179).

Effets. — Action tonique localisée spécialement sur le cœur.

Indications. — *Asystolies*, et toutes les affections chroniques du myocarde.

Ne pas s'adresser à un organe trop dégénéré, incapable de réagir.

OPOTHÉRAPIE DIGESTIVE.

Il y a déjà longtemps qu'avant le mot, comme M. Jourdain, on pratiquait la chose. Avec la pepsine, la pancréatine, on faisait déjà de l'opothérapie avant la lettre.

Sans abandonner les anciennes préparations de ferment digestif, on a donné à cette partie de la thérapeutique une bien plus grande extension.

Opothérapie gastrique.

1° *Suc gastrique naturel.* — Gastérine (Frémont) ; dyspeptine (Hepp) ; porcine (Couder).

Principe de la méthode. — Au lieu de s'en tenir comme la pepsine à fournir le ferment du suc gastrique préparé par précipitation de la macération de muqueuse gastrique, on administre le suc gastrique intégral, physiologique. On supplée ainsi au suc gastrique du malade par celui d'un animal.

Nature du médicament. — Suc gastrique naturel de chien, à estomac isolé de l'intestin par la suture de l'œsophage au duodénum[1]. Suc gastrique naturel de porc (Hepp), sans fermeture du pylore[2] par implantation de l'œsophage sur le duodénum.

Dose. — 80, 100 à 200 cc. par repas, au maximum et momentanément, sous peine de fatigue stomacale ; de préférence, deux ou trois cuillerées à bouche ou 25 gr., ensemble 50 à 75 gr. au fur et à mesure du repas.

Il se prend dans de la citronnade, de la bière, du champagne, de l'eau et du sirop de groseille, du bouillon tiède, mais pas dans un liquide trop chaud ni dans les eaux alcalines.

Chaque cuillerée à soupe de gastérine (Frémont) renferme en moyenne[3] :

Pepsine.	**1** gramme.
Acide chlorhydrique organique . . .	0 gr. 05

[1] Frémont, Essai sur les applications thérapeutiques du suc gastrique (*Académie de médecine*, 12 mai 1896).

[2] Hepp, L'Opothérapie gastrique par le suc gastrique naturelle de porc (*Gazette des hôpitaux*, 28 mai 1903).

[3] Bardet, Composition de la gastérine du Dr Frémont (*Bulletin de la Société de thérapeutique*, 28 mai 1900).

et de plus de la pepsine, des sels de potassium et sodium et des sels de fer.

Effets. — Dès la troisième ou quatrième dose, diminution de la douleur, activité de la digestion stomacale ou intestinale. De plus, action sédative, apéritive.

Indications. — *Dyspepsies gastriques, embarras gastrique, anorexies, cancer de l'estomac, anémie, tuberculose, grippe gastro-intestinale, côlite muco-membraneuse, convalescence.*

En résumé, toute insuffisance fonctionnelle de la sécrétion gastrique.

2° ***Extrait de muqueuse stomacale.*** — Principe de la méthode. — Pour préparer la pepsine, on commence par effectuer une macération aseptique de la muqueuse gastrique, l'on en précipite le ferment et le reste de la macération ; le liquide filtré reste inutilisé.

On prend ainsi une partie de la préparation, et cette partie n'est rien moins qu'inactive, puisqu'elle renferme tous les éléments de la muqueuse, présure, acide, etc.

Mode d'administration. — Soit en nature, en préparant chaque fois la macération nécessaire, soit sous forme d'extrait ou même sec.

Indications. — A peu près celles du suc gastrique, principalement lorsqu'il y a désorganisation assez étendue de la muqueuse.

3° *Présure, labferment.* — Principe de la méthode. — Bien qu'on n'ignorât point l'action physiologique de la présure dans la digestion, on n'a songé que depuis quelques années à préparer ce ferment à l'état d'isolement. Il vient suppléer au manque de présure de l'estomac malade.

Mode de préparation, nature du médicament. — On précipite la présure d'une macération de caillette de veau ; le précipité est lavé et séché.

Dose. — 0 gr. 50, à chaque repas ou à chaque prise de lait. En nature, soit tel quel, soit en cachet ou en dissolution dans l'eau et le lait. Mettre le labferment au fond d'un verre ; ajouter une cuillerée à bouche d'eau, faire dissoudre complètement ; verser le lait, remuer et boire, sans laisser longtemps en contact.

Indications. — Dyspepsies stomacales ; troubles gastro-intestinaux des jeunes enfants
Adjuvant dans le régime lacté pour favoriser la digestion du lait.

Opothérapie intestinale.

Suc ou extrait intestinal. Entérokinase. — Principe de la méthode. — Le suc intestinal a une action bien démontrée aujourd'hui (Pawlow, Delezenne, Gley, Carrion et Hallion), d'aider à l'action du suc pancréatique, et principalement à la digestion des albuminoïdes par les trypsines.

Nature du médicament. — Extrait de la muqueuse intestinale.

On l'associe avec la pancréatine, *pancréato-kinase*.

On enferme la préparation dans des capsules de gluten pour qu'elle passe inattaquée dans l'estomac, ou bien on l'administre en granulé.

Dose. — De 20 à 50 centigr. aux repas, ou aussitôt après.

Indications. — *Dyspepsies diverses, dyspepsies intestinales*, particulièrement *infection gastro-intestinale des nourrissons, constipation*.

Opothérapie hépatique.

A. *Suc hépatique ou extrait hépatique total.* — **Principe de la méthode.** — Suppléer au fonctionnement insuffisant des cellules hépatiques.

Nature du médicament. — Extrait de foie.

Dose. — 0 gr. 60 à 1 gr. 50 par jour en deux ou trois fois dans la journée.

Indications. — Affections hépatiques diverses, cirrhose, diabète [1], hémophilie.

B. *Glycogène.* — Au lieu d'avoir recours au tissu hépatique dans son intégralité, on extrait le glycogène.

Dose. — 0 gr. 50 à 1 gr. 50 par jour en deux ou trois fois.

Indications. — Affections hépatiques, diabète [2].

---

[1] GILBERT et CARNOT (*Société de biologie*, 1896).

[2] LAUMONIER (*Société de thérapeutique*, 23 décembre 1903).

C. *Bile*. — Ce n'est plus le tissu hépatique, mais sa sécrétion, la bile en nature, soit liquide encore, soit concentrée ou même désséchée.

Dose. — 0,30 à 0,50 centigr.

Indications. — Dyspepsies intestinales avec insuffisance hépatique, lientérie, ictère catarrhal.

Opothérapie pancréatique.

A. *Extrait ou suc pancréatique.* — Principe de la méthode. — La médication pancréatique repose sur la théorie même du diabète pancréatique. Que le pancréas fournisse, comme le voudrait Lépine, un ferment glycolytique, qui, absorbé par les veines pancréatiques, se répandrait dans le sang pour y détruire le sucre, que la glande agisse de façon différente, le fait acquis c'est que son ablation ou sa destruction produit la glycosurie. Si donc on rend à l'organisme les substances élaborées par l'organe, on aura chance de rétablir l'état normal.

Nature du médicament. — La greffe sous-cutanée du pancréas a été la première tentative, puis on essaya les injections sous-cutanées d'extrait; on l'administra même par la bouche, sous forme d'extrait en tablettes, ou même en nature, en hachis.

Il y a une autre manière, c'est de donner le pancréas en sandwich (Combe, de Lausanne).

Doses. — En injections sous-cutanées, une se-

ringue suffit. En hachis, on donne 60 gr. de
glande par jour.

Mode d'action. — L'action correspond au principe de la méthode.

Effets. — A la suite de la médication, la polyurie s'amende le plus souvent, parfois la glycosurie
diminue, l'appétit augmente, la nutrition s'amé-
liore, le poids du corps s'élève.

On n'a pas cependant la guérison absolue, et
surtout il faut, pour maintenir l'amélioration,
continuer la médication.

Accidents. — On a noté de la fièvre, des érythèmes.

Indication. — Ce n'est guère que le *diabète
maigre* qui peut tirer quelque avantage de l'administration du pancréas.

B. *Trypsine.*— Ce n'est plus le suc pancréatique
total, ce n'est pas la pancréatine extractive, c'est
le principe actif de la digestion des albuminoïdes
isolé.

Dose. — 0 gr. 50 par jour en deux fois aussitôt
après le repas, dans un peu d'eau alcaline, Vichy
ou Vals.

Indication. — Dyspepsies intestinales.

OPOTHÉRAPIE HYPOPHYSAIRE.

Principe de la méthode. — Jusqu'ici les fonctions physiologiques de l'hypophyse n'avaient pas
suffisamment pris corps ; mais des études plus

récentes[1] ont appris l'action de cette glande vasculaire sur le rythme cardiaque, sur la pression artérielle, d'où des tentatives thérapeutiques légitimes.

D'après les expériences de de Cyon[2], voici quelle serait la physiologie de cet organe :

1° L'hypophyse est un auto-régulateur de la pression sanguine intra-cranienne ; elle veille à la sécurité du cerveau et à l'intégrité de ses fonctions vitales et psychiques, en le préservant contre les congestions dangereuses au moyen d'un jeu d'écluses dont les corps thyroïdes sont les principales.

2° La partie glandulaire de l'hypophyse produit deux substances actives, qui entretiennent le bon fonctionnement du système nerveux cardiaque et vaso-moteur ; l'une de ces substances, l'hypophysine, augmente considérablement la force des battements du cœur ; l'autre agit surtout sur les nerfs vaso-moteurs. L'hypophyse est par surcroît un puissant antidote de l'atropine et de la nicotine.

3° L'hypophyse entretient l'excitation tonique des nerfs modérateurs du cœur.

4° L'hypophyse intervient indirectement par ses substances actives et directement par son

---

[1] L. TAON, Recherches sur la physiologie normale et pathologique de l'hypophyse (*Association française, pour l'avancement des sciences*, Reims, 1907; thèse de Paris, 16 janvier 1907).

[2] DE CYON, Fonctions de l'hypophyse et de la glande pinéale (*Académie des sciences*, 29 avril 1907).

action sur les systèmes sympathique et pneumo-gastrique dans les échanges organiques des tissus ; elle règle la diurèse et exerce une certaine action sur les organes génitaux mâles. Par cette intervention dans les échanges, l'hypophyse exerce une action puissante sur le développement et la croissance des tissus, principalement du tissu osseux. Dans l'acromégalie, cette croissance anormale n'est provoquée ni par la suppression, ni par l'exagération du fonctionnement normal de l'hypophyse, mais par des déviations et des troubles dans ce fonctionnement.

5° La glande pinéale agit surtout d'une manière mécanique, comme régulateur de l'afflux et du reflux des liquides céphalo-rachidiens dans l'aqueduc de Sylvius.

6° L'action des substances de cette glande est nulle sur la pression sanguine et très modérée sur les nerfs cardiaques. Il est probable que, constituées principalement par des sels calcaires, elles ne servent qu'à former les nombreux concréments de la glande pinéale, dont la présence favoriserait le barrage de l'aqueduc.

7° Un certain équilibre doit exister dans le cerveau entre les quantités de sang et de liquide céphalo-rachidien contenues dans la boîte cranienne ; ce balancement est probablement réglé par l'hypophyse, qui, enfermée dans une cavité à parois rigides, peut subir une pression double : à l'extérieur, par le réseau de sinus et de vaisseaux sanguins ; et, à l'intérieur, par le liquide céphalo-rachidien, qui, du troisième ventricule, pénètre dans la cavité par la voie de l'infundibulum.

Or toute pression exercée sur l'hypophyse met en fonctionnement son appareil régulateur de la pression sanguine et, probablement aussi, celui de la pinéale.

On a noté une vaso-constriction du corps thyroïde [1], une vaso-dilatation rénale.

On peut considérer l'hypophyse comme le modérateur de l'activité de la thyroïde.

Mode de préparation et d'administration. — Au lieu de confectionner un extrait liquide, on se contente d'obtenir par dessiccation et division une poudre, qu'on prescrit en nature.

Doses. — 0 gr. 20 de poudre totale d'hypophyse de bœuf, en deux fois dans la journée, donc 0 gr. 10 chaque fois.

On peut très bien aller jusqu'à 0 gr. 30 et 0 gr. 50 (Renon [2]).

Effets. — La médication hypophysaire porte sur le pouls, la tension artérielle, le sommeil, l'appétit des malades.

Le *pouls* se *ralentit*, la *tension* artérielle *augmente*; l'appétit renaît, le sommeil revient. Augmentation de la diurèse.

---

[1] HALLION et CARRION, Sur l'essai expérimental de l'extrait opothérapique d'hypophyse (*Société de thérapeutique*, 13 mars 1907).

[2] LOUIS RENON et ARMAND DELILLE, Sur quelques effets opothérapiques de l'hypophyse (*Société de thérapeutique*, 22 janvier 1907).

Les signes contraires constatés dans les infections proviendraient d'une insuffisance hypophysaire provoquée pathologiquement.

Indications. — Maladie de Basedow, tuberculose pulmonaire, pleurale, péritonéale[1], pneumonie, bronchopneumonie, fièvre typhoïde, myocardite, infections, pleurésie purulente, congestion pulmonaire, accidents cardiovasculaires dans la diphtérie, méningite cérébro-spinale, convalescence, goître, certains symptômes de la maladie de Parkinson, en particulier des sensations de chaleur, des sueurs et l'accélération du pouls[2].

Opothérapie hypophysaire du lobe postérieur. — **Principe de la méthode.** — Au lieu d'administrer la poudre totale d'hypophyse, on isole le produit du lobe postérieur.

On isole par ce fait un produit à action cardiovasculaire[3].

Mode de préparation. — On fait un extrait aqueux du lobe postérieur de bœuf qu'on triture avec une

---

[1] Louis Renon et A. Delille, Opothérapie hypophysaire et maladies toxi-infectieuses (*Société de thérapeutique*, 23 avril 1907).

[2] Parhon et Urechie, Effets de l'opothérapie hypophysaire sur le syndrome de Parkinson (*Société de biologie*, 6 novembre 1907).

[3] A. Trehotoli, L'Extrait du lobe postérieur de l'hypophyse comme tonique du cœur chez les cardiaques et chez les néphritiques (*Revue de la clinique médicale*, 17 août 1907).

solution de chlorure de sodium. On filtre, on stérilise par cinq ébullitions de dix minutes.

Mode d'administration. — Injections sous-cutanées.

Dose. — 1 à 4 cc., deux à trois fois dans la journée.

Effets. — Renforcement du pouls, ralentissement ; disparition de l'arythmie cardiaque, abaissement, puis élévation de la pression.

Indications. — Cardiopathies diverses, organiques, nerveuses ; troubles cardiques des néphrites.

OPOTHÉRAPIE MAMMAIRE.

Extrait de suc mammaire. — Principe de la méthode. — Favoriser la sécrétion mammaire ou le développement des glandes.

Nature du médicament. — Extrait liquide ou desséché de glande mammaire

Dose. — De 0 gr. 40 à 1 gr. 50.

Effets. — Augmentation de volume des seins, sécrétion plus abondante.

Indications. — *Agalactie, puberté.*

OPOTHÉRAPIE MÉDULLAIRE.

Extrait de suc médullaire ou *injections d'extrait de moelle osseuse.* — Principe de la méthode. — Basée sur le même principe que la méthode générale des autres injections d'extraits organiques, celle d'extrait de moelle osseuse a reçu récemment son application.

Nature du médicament. — On se sert de moelle osseuse d'animaux de boucherie. Ils doivent remplir les conditions de santé et de jeunesse nécessaires. On peut en faire un extrait liquide et l'injecter, ou bien donner le tissu en nature.

Dose. — On donne par jour 110 à 150 gr. et plus de moelle de bœuf ou de veau par ingestion stomacale, ou l'équivalent en extrait injectable.

On fait encore prendre la moelle osseuse de la façon suivante : une cuillerée à soupe de moelle osseuse de veau ou de jeune bœuf, encore rose, broyée avec trois cuillerées à soupe d'eau, le tout filtré et mélangé au lait (Combe).

Effets. — Les hématies augmentent de nombre (de 1 460 000, 1 860 000 à 4 000 000) ; la proportion de l'hémoglobine croît dans le même rapport (de 28 à 30 p. 100 à 85 p. 100) ; la densité du sang s'élève (de 1 038 à 1 068). Les mégalocystes disparaissent.

Outre ces résultats hématologiques, les symptômes s'atténuent et disparaissent, et la guérison semble définitivement acquise.

Avec les hautes doses, un certain effet purgatif serait à craindre.

Indications. — Ce n'est jusqu'ici que dans *l'anémie pernicieuse* que la méthode a été essayée (Fraser, d'Edimbourg), dans la *leucémie* et la *pseudo-leucémie*, le *rachitisme* avancé (Combe).

OPOTHÉRAPIE NERVEUSE.

Opothérapie cérébrale.

Suc de cerveau. Cérébrine. Transfusion nerveuse ou *médication cérébrale.* — Principe de la méthode. — Comme dans toutes les médications par les extraits d'organe, la *médication cérébrale*, encore dénommée plus ou moins justement *transfusion nerveuse* (Constantin Paul), déjà implicitement indiquée par Brown-Séquard et D'Arsonval, repose sur les mêmes bases que la médication orchitique et sur la loi de biologie générale posée par Brown-Séquard, qui reconnaît à chaque organe, à chaque cellule, une sécrétion interne, récrémentitielle, utile au bon fonctionnement général. Nous verrons si ce principe est exact et si le mode d'action n'est pas différent.

Nature du médicament et préparation. — 1° On coupe en petits morceaux 15 grammes de cervelle de mouton, prélevés sur les *parties grises,* circonvolutions, corps striés; on les fait macérer quatre heures dans cinq fois leur poids de glycérine pure. On ajoute un poids égal d'eau et l'on filtre sous pression d'acide carbonique à 50 atmosphères. La préparation donne 150 gr. d'extrait cérébral au 1/10, conservable huit à dix jours.

On peut aussi obtenir un liquide avec une macération d'une partie de cervelle pour cinq d'eau salée à 12 p. 100. Le produit ne se garde pas intact au delà de cinq jours.

2° On a fait des préparations de *substance*

blanche de même façon que celles de substance grise.

Dose. — Une injection de 4 à 5 gr. de la solution préparée comme précédemment est faite, chaque semaine. On peut débuter par 2 gr.

Mode d'administration. — Une seule voie, la voie sous-cutanée, après *stérilisation* préalable de la seringue et de l'aiguille, de la peau, et *anesthésie locale* au chlorure d'éthyle (Constantin Paul).

Après l'injection, tampon d'ouate hydrophile au niveau de la piqûre.

Lieu d'élection. — On fait les injections hypodermiques soit sur les côtés de l'abdomen, aux flancs, à la région dorsale, aux lombes (Constantin Paul), soit à la région sous-acromiale, soit à la fesse (Ch. Eloy).

Mode d'action. — Deux explications ont été données :

Dans l'une, on fait jouer à l'extrait cérébral le rôle d'une transfusion sanguine (Constantin Paul).

Dans l'autre, on ne ferait, par la médication cérébrale, qu'une injection testiculaire détournée, par suite de l'imprégnation de tous les tissus de l'individu mâle par la sécrétion interne du testicule (Ch. Eloy).

Effets. — Ils ressemblent beaucoup à ceux que produit l'extrait orchitique.

A. LOCAUX. — Tous les inconvénients des

injections hypodermiques avec des liquides un peu concentrés, mais, somme toute, modérés.

B. GÉNÉRAUX. — C'est surtout une *action tonique* et régulatrice ; mais surtout dynamogénique.

On a noté parfois de l'élévation thermique, jusqu'à 3º en plus.

Indications. — On fera les injections de liquide cérébral dans l'*aliénation mentale* avec dépression, mélancolie, l'*ataxie*, l'*épilepsie* (Gibier), les *neurasthénies* (Ch. Eloy) cérébro-spinale, spinale, génitale, virginale (*chlorose*), de la ménopause, des hystériques, cardiaque, des adolescents, gastrique, sénile, des hypocondriaques ; dans l'*anémie*, l'*aphasie*, l'*asthénie* ou *débilité des vieillards*.

On a même déterminé les indications particulières de la substance grise et celles de la substance blanche [1].

A. DE L'OPOTHÉRAPIE DE SUBSTANCE GRISE. — 1º Affections cérébrales traduisant une insuffisance passagère : *mélancolie, manie*, délires aigus, *psychose polynévritique, confusion, hallucinations ;* 2º affections traduisant une insuffisance périodique ou état tel que la cellule cérébrale est constamment en imminence d'insuffisance : *folies périodiques, folies circulaires, folies des névroses* (neurasthénie, hystérie, épilepsie), *folie des dégénérés ;* 3º affections ayant déterminé une insuffisance

---

[1] GUIRAUD, Essai de traitement de l'insuffisance cérébrale par les injections de suc de cerveau (Thèse de Toulouse, 1907).

définitive, chez les *incomplets*, *dégénérés*, *invertis*, impulsifs, obsédés, imbéciles, *idiots*.

B. De l'opothérapie de substance blanche. — Lésions avec leuco-encéphalite, *délire chronique*, *délire systématisé progressif*, *paranoïa*.

Opothérapie médullaire.

Transfusion du suc médullaire. —.Principe de la méthode. — C'est l'analogue de la médication cérébrale.

Nature du médicament. — Au lieu d'employer la substance cérébrale, Babès (de Bucarest) s'est servi de la moelle ; c'est aussi à ce procédé que s'était d'abord adressé Constantin Paul.

On peut donc se rapporter à la médication cérébrale (p. 164) pour les détails. Ce qui est applicable à l'une l'est aussi à l'autre.

On a prétendu que dans la vaccination rabique, il fallait tenir un certain compte de l'extrait nerveux injecté en même temps.

OPOTHÉRAPIE OVARIENNE.

Ovaire entier. — Principe de la méthode. — C'est le pendant de l'extrait testiculaire.

On supplée par l'administration de l'extrait d'ovaire à la fonction femelle plus ou moins déficiente.

Nature de l'agent thérapeutique et préparation. — L'agent thérapeutique consiste dans la glande ovarienne de femelles d'animaux, mise en extrait glycériné au 1/10.

Mode d'administration. — On l'injecte sous la peau, ou bien on le donne séché.

Dose. — La quantité varie de 1 à 1 cc. et demi par jour pour. les injections, et de 40 centigr. à 1 gr. 20 de substance ovarienne desséchée en capsules ou en pastilles.

Mode d'action. — La sécrétion interne de l'ovaire est suppléée par les injections.

Effets. — Mêmes effets qu'avec l'extrait orchitique (p. 179).

Indications. — Bien qu'on puisse employer l'ovairine aux mêmes usages que la séquardine (p. 179), le suc ovarien se trouverait plus particulièrement indiqué dans les *troubles nerveux consécutifs à l'ovariotomie*, *à l'hystérectomie*, et dans diverses manifestations de l'*hystérie*, *troubles de la ménopause*, *de la puberté*, *dysménorrhée*, goitre exophtalmique, hémophilie, acromégalie.

Corps jaunes. Ocréine.

Principe de la méthode. — D'après les recherches de Frœnkel et Lambert, la sécrétion interne de l'ovaire qui agit surtout dans le fonctionnement physiologique de l'appareil génital de la femme provient des seuls corps jaunes. D'où la conclusion que, dans l'opothérapie ovarienne, il y a avantage à s'adresser à ces seuls corps jaunes plutôt qu'à l'ovaire tout entier avec son substratum fibreux.

Nature de la préparation et mode de préparation. — On commence par séparer préalablement les corps jaunes de l'ovaire frais. On les broie finement. Mettre alors à macérer pendant dix-huit heures à la glacière 1 kgr. de corps jaunes broyés dans le mélange suivant :

Acide sulfurique.	10 cc.
Glycérine	500 —
Eau distillée.	500 —

Décanter le liquide surnageant et filtrer. Le filtrat limpide est additionné de soude pure jusqu'à réaction légèrement alcaline. On obtient un abondant précipité très floconneux que l'on recueille et qu'on lave soigneusement à l'eau distillée. On le débarrasse ensuite de ses traces d'albumine en le dissolvant dans l'acide acétique dilué, puis en le reprécipitant par le carbonate de soude en excès.

Le précipité obtenu est soigneusement lavé et enfin séché dans le vide.

L'extrait de corps jaune peut se présenter sous trois formes différentes [1] :

1º Une solution de corps jaune, isotonique, stérilisée et titrée à 2 centigr. d'extrait pur par cc. de véhicule, et destinée à des injections intramusculaires;

2º Une solution titrée à 2 centigr. d'extrait pur par 20 gouttes environ;

---

[1] L. DEVET, Effets thérapeutiques du corps jaune de l'ovaire, en particulier dans l'hypofonction de la glande ovarienne, la ménopause naturelle, la ménopause postopératoire (Thèse de Paris, juillet 1907).

3º Des pilules dosées à 2 centigr. pur pour chacune.

Mode d'administration. — Les injections sous-cutanées provoquent de la douleur; on préfère administrer l'extrait de corps jaunes par la bouche; mais comme la préparation provoque le plus souvent des phénomènes d'irritation gastrique, on a recours à la *forme pilulaire.*

Dose. — Au début, dose faible, 0 gr. 04 à 0 gr. 05 par jour, en augmentant jusqu'à 0 gr. 12, même 0 gr. 16 et 0 gr. 18 vers le troisième jour, maximum qu'on maintient pendant la fin du traitement. Chez les femmes atteintes de ménopause artificielle, on peut pousser jusqu'à 0 gr. 16 et 0 gr. 18 si besoin.

Durée totale de la médication : dix à quinze jours.

Durée du traitement. — Dix à quinze jours, pendant lesquels on administre un total de 2 gr. 40 d'extrait de corps jaunes, au maximum, en moyenne 1 gr. 60 et au minimum 0 gr. 80.

Faire prendre au milieu des repas.

Reprendre le traitement quand réapparaissent les accidents.

Indications. — 1º Troubles de la menstruation, *règles irrégulières, aménorrhée, dysménorrhée, règles douloureuses;*

2º Troubles vaso-moteurs : *bouffées congestives;*

3º Troubles nerveux divers liés à la ménopause;

4º Etat général : lassitude, palpitation, constipation.

OPOTHÉRAPIE PLACENTAIRE.

Suc placentaire. — Doses. Comme galactogène : 60 centigr. à 1 gr. 80.

Indication. — *Lactation insuffisante*, retour à la lactation.

OPOTHÉRAPIE PROSTATIQUE.

Suc prostatique. — Doses. — 40 centigr. à 1 gr. 20.

Indication. — A été essayé dans les *affections de la prostate*.

OPOTHÉRAPIE PULMONAIRE.

Suc pulmonaire. — Principe de la méthode. — Fournir au poumon malade la sécrétion interne du parenchyme, voilà le but.

Nature, préparation et administration de l'agent thérapeutique. — On hache des poumons d'animaux sains, on les mélange à de la glycérine et de l'eau, on filtre, on ramène l'extrait au dixième et on injecte sous la peau.

Indications. — Affections pulmonaires, *tuberculose* (?), *emphysème*, principalement suppurations thoraciques et périthoraciques ouvertes à l'extérieur ou dans les bronches (Cassaet), pleurésies purulentes, kystes hydatiques, vomiques, abcès pulmonaires[1].

---

[1] ARNOZAN, Contribution à l'étude de l'opothérapie pulmonaire (*La Province médicale*, n° 47, 23 novembre 1907, pages 587-592).

OPOTHÉRAPIE RÉNALE.

Néphrine ou *suc rénal, extrait de rein.* —
Principe de la méthode. — Comme l'a démontré
Brown-Séquard, tout organe, toute cellule, sécrète
un ou plusieurs produits utiles à l'économie.
Lorsque l'organe fonctionne mal ou ne fonctionne
pas, par suite d'altérations pathologiques, l'altération ou l'absence de la sécrétion favorable se
fait sentir.

Il en est de même pour le rein.

Nature du médicament. — On a employé le rein
cru, ou à peine grillé, en aliment, mélangé avec
du bouillon tiède.

Dieulafoy a proposé la néphrine par la voie buccale, administrée en tablette d'extrait de rein
fraîchement préparé, ou l'extrait obtenu par le
procédé ordinaire.

Préparation. — EN NATURE : Faire macérer
quelques heures à 25 à 30°, dans un bouillon de
légumes, deux ou trois reins de jeunes porcs de
100 gr. environ, de couleur peu foncée, hachés
menu préalablement, soigneusement lavés, puis
pulpés au pilon dans un mortier. Filtrer sur un
linge (Choupin) ou décanter (Renaut).

Donner tel quel ou mieux : mettre en contact
avec du suc gastrique artificiel pour détruire les
produits toxiques (Carles, de Bordeaux); continuer dix jours de suite.

Voici comment Robin conseille de faire la préparation :

Prendre deux reins de porc absolument frais, les décortiquer, puis les hacher et les laver rapidement à l'eau distillée. Le hachis est ensuite broyé au pilon dans un mortier entouré de glace avec 450 cc. d'eau salée à 7 p. 100. Le broyage effectué, laisser reposer la bouillie qui en résulte dans un récipient entouré de glace. Au bout de quatre heures, on décante. Le liquide obtenu représente environ 400 grammes que l'on prendra en trois doses, une demi-heure avant les repas du matin, du midi et du soir.

On peut, si le malade le désire, modifier la couleur et le goût du liquide en ajoutant à chaque prise une cuillerée de bouillon concentré de julienne tiède, mais on veillera à ce que la température de ce bouillon ne dépasse pas 38°. Cette médication sera continuée huit jours.

EN EXTRAIT : Mêmes manipulations que pour les autres extraits d'organes : broyage de l'organe frais dans l'eau et la glycérine, filtrage à la bougie Chamberland sous pression d'acide carbonique, d'après la méthode de D'Arsonval.

Dessécher dans le vide et confectionner des tablettes.

Doses. — A. *Injections sous-cutanées*. — 1 cc. pour chaque injection trois fois par jour.

B. *Tablettes*. — 30 centigr. d'extrait sec trois fois par jour, au moment des repas.

Effets. — *Chez les sujets sains*, phénomènes peu tranchés : polyurie légère, modification du taux des phosphates et des chlorures. Toutefois, il y a un rapport étroit entre ces effets et la néphrine introduite dans l'organisme, car ils cessent en même temps qu'on arrête la médication.

Chez les malades, la médication par l'extrait de rein se manifeste par les effets suivants :

1º Diurèse indubitable ; cependant dans la polyurie de la néphrite interstitielle, l'urine devenant moins copieuse, c'est donc d'une régulation qu'il s'agit ;

2º Diminution ou cessation de l'albuminurie (40 pour 100) (Schiperovitsch) ;

3º Relation inversement proportionnelle de la quantité et de la densité de l'urine ;

4º Présence fréquente de leucocytes ;

5º Disparition des symptômes, anxiété, dyspnée, céphalalgie, prurit ;

6º Retour des accidents après un certain temps par la cessation du traitement ;

7º Action coagulatrice (Gilbert, Carnot).

Mode d'action. — La rénothérapie agirait comme un antitoxique, et neutraliserait les toxines en circulation dans l'économie.

Indications. — L'opothérapie rénale a son indication marquée principalement dans les *néphrites* diverses, l'artériosclérose, et aussi dans les *affections cardiaques,* si souvent compliquées de *congestion rénale,* toutes les insuffisances rénales.

Opothérapie rénale embryonnaire ou néphropoiétique (P. Carnot).

Principe de la méthode. — Ici encore, on désire

bien utiliser le produit de la sécrétion interne du rein contenue dans la pulpe rénale, mais en plus, l'action formatrice des organes en état de développement.

De tels tissus renferment des substances actives qui provoquent leur croissance.

A l'état normal et d'une façon permanente, il existe dans le rein, organe qui se régénère constamment, une quantité, faible peut-être, mais mise en évidence par les expérimentateurs, P. Carnot et A. Lelièvre[1], d'une substance néphropoiétique.

Cette substance néphropoiétique, agent actif de la régénération de l'organe, se retrouve et dans le sang circulant et dans le rein en régénérescence. Elle se manifeste en bien plus grande abondance lorsque le rein prolifère activement, et principalement dans le rein fœtal, par suite de l'activité de la prolifération de la période embryonnaire.

On comprend l'utilisation possible d'une telle substance néphropoiétique en pathologie rénale.

Nature de la médication. — On emploie exclusivement les reins frais d'animaux nouveau-nés et de préférence de fœtus d'animaux.

Préparation, administration. — Même préparation, même mode d'administration; mais au lieu

[1] P. Carnot et A. Lelièvre, Activité néphropoiétique du sang et des reins au cours des régénérations rénales. (*Académie des sciences*, 2 avril 1907).

de prendre des reins d'animaux adultes, on ne se sert que de reins de tout jeunes animaux et même d'animaux encore à l'état fœtal.

Les reins fœtaux peuvent être administrés en nature, crus, hachés ou pulpés. C'est le moyen à suivre lorsqu'il est facile d'avoir ces reins à sa disposition.

Autrement on fait fabriquer avec les mêmes organes des extraits organiques conservables selon la méthode habituelle de préparation des extraits salés et glycérinés prescrits pour l'opothérapie. On pratique alors des injections souscutanées.

Au besoin, on peut administrer la poudre sèche d'organe, obtenue par dessiccation à basse température et conservée par divers moyens à l'abri des altérations. Cette poudre ainsi préparée peut être ingérée.

Dose. — Un à deux reins entiers.

Mode d'action et effets. — A la suite d'une telle médication, les auteurs ont vu disparaître des albuminuries même intenses, et la fonction rénale troublée renaître dans un délai de dix à quinze jours, pendant lequel a pu se produire l'*hyperplasie régénératrice* du rein.

Indications. — Celles de l'extrait de reins. Albuminuries intermittentes.

OPOTHÉRAPIE SPLÉNIQUE.

Suc splénique. — **Principe de la méthode.** — Le même que celui du suc médullaire.

En plus, on a utilisé l'action coagulante de l'extrait de rate.

Nature de l'agent thérapeutique. Doses. — Pulpe de rate de bœuf fraîche, en nature ou bien l'extrait [1]. La rate, broyée et réduite en extrait glycériné, est employée comme les autres organes.

Doses : 50 gr. de rate fraîche par jour.

Indications. — Comme le suc médullaire, le suc splénique s'adresse à l'*anémie*, à l'*anémie pernicieuse*, à la *leucémie*, à la *pseudo-leucémie*, à la *chlorose*, au *rachitisme*. On l'a employée contre la splénomégalie paludique et le paludisme chronique. On pourrait y penser dans le *sarcome*, le *cancer*, les *tumeurs lymphoïdes* (lymphosarcomes), les *tumeurs adénoïdes*, les hémorragies, l'hémophilie.

OPOTHÉRAPIE SURRÉNALE.

Extrait du suc rhénal ou médication capsulaire. — **Principe de la méthode.** — On est guidé dans la médication capsulaire, ou emploi du suc surrénal, par la même idée directrice de l'organothérapie : remplacer un organe absent ou détruit par l'extrait du même organe emprunté à des animaux.

Nature de l'agent thérapeutique et préparation. — Des capsules surrénales de bœuf ou de mouton broyées et mises en extrait glycériné au dixième.

---

[1] M. PARCOT, L'Opothérapie de la rate dans la splénomégalie paludique (*Société médico-chirurgicale du Nord*, 7 février 1907).

Dose. — *Extrait*, 20 à 40 centigr. en une seule fois, 40 à 80 centigr. en vingt-quatre heures par la bouche, ou extrait glycériné en injections sous-cutanées.

Adrénaline, solution forte à 1/1000 de chlorhydrate, faible à 1/5000, à diluer souvent par moitié (Moure) pour usage externe, par gouttes pour inhalations, ou en badigeonnages (œil, larynx).

Injection hypodermique : 1/2 milligr. pour 1 cc. (Souques et Morel), ou le principe actif : l'*adrénaline* ou *rénaline*, $C^{10}H^{15}AzO^3$.

Mode d'administration. — On injecte l'extrait sous la peau.

Effets. — Il y a modification de l'état général, mais surtout *vaso-constriction hémostatique* et hypertensive.

Indications. — On a fait l'essai de la médication capsulaire dans la *maladie d'Addison* et dans le *diabète,* dans l'*incontinence d'urine* (G. Zanoni, de Milan), aux doses de 25 à 70 gouttes d'extrait surrénal par jour, suivant l'âge et selon l'intensité ou l'ancienneté de l'affection, données en deux ou quatre fois.

Il est préférable de donner d'emblée d'assez fortes doses (40 gouttes) et de les continuer encore pendant quelque temps après la guérison. Au cours du traitement, exiger autant que possible que les enfants urinent à heures fixes. Recommander d'éviter les refroidissements et de porter une ceinture de flanelle assez épaisse.

Dans le goitre exophtalmique, Crary a donné l'extrait surrénal. Simonini (Modène) l'a donné dans la coqueluche.

L'*adrénaline* se prescrit dans les *hémorragies*, les *hémorroïdes*, les *hémoptysies*, l'*hémophilie* et toutes les *congestions* d'organes : œil, larynx.

Rachitisme, ostéomalacie constituent des indications de l'extrait surrénal ou de l'adrénaline [1], collapsus cardiaque par rachicocaïnisation [2].

OPOTHÉRAPIE TESTICULAIRE.

(Séquardine), extrait testiculaire. — C'est la première application en date de la méthode [3].

Principe général de la méthode. — Ce serait, d'après Brown-Séquard, l'utilisation de la *sécrétion interne* du testicule.

Ce n'est peut-être qu'une action antitoxique.

Nature de l'agent médicamenteux et mode de préparation. — Testicules gorgés de sang du bélier ou du taureau, ainsi que d'autres gros animaux fraîchement abattus. Nettoyage et section en tranches, macération des rondelles d'organes dans la glycérine neutre à 30°, dans la proportion

---

[1] L.-M. Bossi, L'Extrait surrénal dans la prophylaxie des déformation du bassin chez les rachitiques (*Policlinico,* 1907, fasc. 34). — M.-D. Tanturri, Nouveaux cas d'ostéomalacie guéris par les injections sous-cutanées d'adrénaline (*Gazetta degli ospedali,* 7 juillet 1907).

[2] Kotue, Action tonique de l'extrait de capsule surrénale en cas de collapsus cardiaque (*Centralbl. f. Chir.,* n° 33, 1907).

[3] Ch. Éloy, La Méthode de Brown-Séquard.

de 1 l. pour 1 kgr. d'organe. Au bout de vingt-quatre heures, ajouter 1/2 l. d'eau salée à 5 p. 1000. Filtrer une heure après au papier d'abord, puis on soumet le liquide à la filtration de la bougie sous pression d'acide carbonique de 30 à 90 atmosphères.

Mode d'administration et technique. — Par la *voie rectale, lavements invigorants, injections sous-cutanées,* diluées à moitié, sous peine de provoquer la douleur.

Dosage. — Chaque injection, au minimum *1/2 cc.,* au maximum *3 cc.* de l'extrait normal, compté non dilué.

Chaque jour de une à six injections.

En cas d'impossibilité, on administrera deux fois par semaine une dose de 4 à 8 cc. du suc testiculaire.

Durée du traitement : pas moins de trois semaines consécutives; interrompre momentanément, puis reprendre.

Mode d'action. — Accroissement de la vitalité et rétablissement des fonctions importantes.

Effets. — A. Locaux. — *Douleur* variable, *rougeur* avec *chaleur* de la peau; en somme, de la réaction inflammatoire.

B. Généraux. — 1º *Système nerveux et musculaire.* — On peut les résumer (Ch. Eloy) : *excitation, stimulation,* tonification de toutes les fonctions psychiques et organiques du cerveau, de la moelle et du grand sympathique. Du côté du cerveau, accroissement des *facultés intellectuelles*, de la *sensibilité*, de la *motilité;* du côté de la moelle, renforcement des réflexes, en particulier dans la sphère des réservoirs, *défécation, miction, fonction génitale.*

2º *Système musculaire.* — Même augmentation de la force, constatée au dynamomètre.

3º *Sécrétion, circulation, température, nutrition, sang.* — En somme, *médicament dynamogène.*

Inconvénients. — Lymphangites, abcès, phlegmons avec des liquides mal préparés.

Avec les lavements, irritation rectale (l'extrait n'est pas assez dilué).

Indications. — *Anémie simple* ou *posthémorragique, aliénation mentale,* surtout avec stupeur; *ataxie locomotrice, sclérose de la moelle,* en plaques, des cordons latéraux ou antérieurs, diffuse; *cachexies* de causes diverses, cancéreuse, tuberculeuse, palustre; *chorée, débilité sénile, diabète sucré* et *polyurie simple, fibromes utérins, goitre exophtalmique, gangrène pulmonaire, hystérie, incontinence nocturne d'urine, maladie d'Addison, maladies du cœur, artériosclérose,* sclérose cardiaque; *maladies du foie,* de l'*estomac,* de l'*intestin,* de l'*utérus,* du *rein, albuminuries* diverses, *neurasthénie, névralgies, névrite optique, paralysie agitante, paralysie générale, paralysie d'origine variée, paralysie pseudo-hyperthrophique, rhumatisme, sénescence.*

Contre-indications. — *Décrépitude incurable,* certaines formes d'*aliénation mentale* et tous les cas particuliers où la déchéance est trop profonde, dans l'*épilepsie avec idiotie, gátisme, porencépha-lie*, etc.

OPOTHÉRAPIE THYMIQUE.

Extrait ou suc thymique. — Principe de la méthode. — Le thymus est un organe transitoire. On peut lui soupçonner une valeur au point de vue de la nutrition. C'est un peu empiriquement qu'on l'emploie dans ce but.

Nature du médicament. — On a utilisé surtout le thymus de veau ou celui de jeune mouton.

Mode d'administration. Doses. — On peut faire un extrait, comme avec les autres viscères, ou bien se contenter du thymus ingéré cru, en hachis. Desséché, on le présente en poudre à la dose de 1 à 4 gr. trois à quatre fois dans la journée.

Effets. — D'après les seuls faits publiés, on pourrait observer des modifications de la nutrition; le poids a diminué chez quelques sujets; chez d'autres il n'y a eu que des effets peu marqués (Taty et Guérin, de Lyon).

Indications. — Jusqu'ici on n'a guère appliqué cette nouvelle médication qu'au *goitre exophtalmique* et dans un certain nombre de cancers inopérables[1].

OPOTHÉRAPIE THYROIDIENNE.

Extrait ou suc thyroïdien. — Principe de la méthode. — Les faits expérimentaux d'ablation du

---

[1] F. Guyer (*Annals of surgery*, juin 1907).

corps thyroïde, les observations de myxœdème post-opératoire (Reverdin), les cas de myxœdème congénital ont montré l'importance du corps thyroïde par les accidents qui se développent lorsqu'il est absent pour une cause ou pour une autre, soit anatomiquement, soit fonctionnellement. De plus, on a noté quelques rôles secondaires de la thyroïde, action calcifiante [1], etc.

De là, l'idée de remplacer l'organe nécessaire par un emprunt aux animaux.

Nature de l'agent thérapeutique. — C'est pour répondre à cette indication qu'on a essayé d'abord la greffe (Lannelongue), puis les injections sous-cutanées, péritonéales, intraveineuses (Pisenti) du suc thyroïdien, l'ingestion d'extrait glycériné, enfin l'administration du corps thyroïde en nature et cru ou légèrement frit (Lebreton); cette cuisson empêcherait les symptômes d'intolérance ou toxiques. Du reste, la chaleur n'altérerait pas le principe actif, qui serait une thyro-globuline (Oswald).

Pour les injections de suc thyroïdien du mouton, on broie une partie de corps thyroïde, trois de glycérine et une d'eau; et l'on soumet le tout à la filtration dans l'appareil de d'Arsonval, comme pour les autres préparations d'extrait organique.

Ces extraits doivent être fraîchement préparés

---

[1] Léopold Lévy et H. de Rothschild, Intestin thyroïdien et ion calcium (*Société de biologie*, 27 avril 1907).

et conservés peu de temps ensuite dans des flacons hermétiquement bouchés et à l'abri de la lumière. Autant que póssible, ne pas se servir de flacon déjà entamé, à moins que ce soit dans la même journée.

On a signalé, P. Marie entre autres, l'erreur qui peut être commise lorsqu'on veut se procurer ces organes, à la place desquels on peut recevoir des ganglions lymphatiques ou des glandes sous-maxillaires.

Doses. — L'administration d'un lobe de mouton tous les quatre jours suffirait, 10 gr. par semaine (Bruns); au-dessus de cette dose, on risque, sinon des accidents, tout au moins des symptômes d'intolérance. On voit alors la température s'élever à 38°, le pouls à 100 ou 112; il s'y joint une diurèse abondante, mais en plus de la céphalalgie, de la courbature dans les jambes et un peu d'insomnie (P. Marie), peu d'heures après l'ingestion de glande thyroïde.

Chez un mouton sain, Chantemesse et P. Marie injectèrent 3 à 4 cc. d'extrait thyroïdien par semaine sans incident; mais, à la dose de 18 à 20 cc., la température s'éleva de 39 à 42°, et l'animal fut en proie à une agitation extrême, devint furieux et démolit tout dans son étable.

On doit continuer la prescription pendant très longtemps, avec des intervalles d'arrêt.

P. Marie indique la dose initiale d'un lobe tous les jours, pendant trois ou quatre jours, puis d'un lobe tous les trois, quatre ou cinq jours, suivant l'état général. Si la réaction est vive, comme il arrive chez certains malades, on peut suspendre le traitement pendant quinze jours ou trois semaines; l'action se continue, mais on ne peut cesser complètement le traitement sous peine de voir l'affection s'aggraver.

Chez l'enfant, on peut donner 20 centigr. de corps thyroïde de mouton, légèrement cuit au beurre, écrasé dans du lait. Par semaine, on va jusqu'à 5 gr. (Brun, Lebreton, Vaquez).

La *thyroéidine* (Wermerhen) est préparée avec du corps thyroïde dégraissé et pulpé, additionné de son double volume de glycérine, filtré au coton, puis précipité à l'alcool. La poudre ainsi obtenue pourrait se substituer aux extraits liquides ou à la glande en nature.

On fait prendre cette thyroéidine à la dose de 10 à 30 centigr., soit dans une potion gommeuse, soit en poudre, en cachets ou même en pilules. Il ne faut pas faire les préparations longtemps à l'avance.

Mode d'action. — Vassale et Rossi[1], avec des injections intraveineuses de suc musculaire d'animaux privés de thyroïde, ont observé des phénomènes toxiques. Chez les animaux thyroïdectomisés, la toxicité de l'urine est augmentée; leur sérum détermine, s'il est injecté, des contractions fibrillaires.

---

[1] VASSALE et ROSSI, *Riv. sperim. di frenol. e di medic. legale*, 1893.

La substance toxique sécrétée par la glande thyroïde a-t-elle son antidote dans la glande thyroïde, ou celle-ci sécrète-t-elle une autre substance, qui, en se fixant sur les éléments nerveux, empêche la première d'agir sur ceux-ci? Il est difficile d'affirmer l'une plutôt que l'autre de ces deux hypothèses.

Effets. — A. *Chez les sujets sains.* — On ne sait pas bien si le corps thyroïde a un effet sur les individus sains; il se peut que la connaissance de ces effets soit ancienne et soit cause du rejet du corps thyroïde de l'alimentation.

Il ne s'agit ici que de doses modérées; mais, si l'on force les .doses, on observe des accidents toxiques.

B. *Chez les malades.* — Les malades réagissent à la suite du traitement thyroïdien, selon l'affection dont ils sont atteints. Le résultat général est l'amélioration de leur situation ou même la guérison.

Au point de vue cérébral, il y a réveil des facultés intellectuelles; l'intelligence se développe.

Au point de vue physique, il y a augmentation de la force musculaire et meilleure utilisation des mouvements.

Les fonctions organiques s'effectuent mieux : défécation, menstruation, urination. Disparition des œdèmes, pertes de poids, parfois jusqu'à 17 kgr.

Du côté de la croissance du sujet, de la pousse des cheveux, même amélioration.

Accidents. — A côté des effets favorables, on note quelques accidents : céphalalgie, anorexie, douleurs dans les membres, parfois symptômes cardiaques, sternalgie, syncope, cyanose, accélération ou ralentissement du pouls, accès convulsifs, surtout avec des doses élevées et répétées.

L'action nocive de la glande thyroïde semblerait porter sur le cœur.

Le suc thyroïdien agit, en somme, comme un poison du cœur, et peut amener la mort par syncope (Ballet et Enriquez, Béclère).

Le traitement du myxœdème par l'usage interne de préparations fraîches de glandes thyroïdes de mouton n'est pas sans offrir certains dangers. On doit mettre une certaine circonspection dans leur administration.

A ce propos, Béclère fait remarquer que le pouls est le meilleur guide en pareil cas, que son augmentation en fréquence, plus encore peut-être sa mobilité, son instabilité, sous l'influence du moindre effort, comportent une contre-indication. On doit prescrire le séjour au lit, au moins le repos à la chambre ; on doit éviter tout effort, tout mouvement capable d'augmenter brusquement le travail du cœur. Le suc thyroïdien, comme la digitale, semblerait avoir des effets cumulatifs. Il y aurait des variabilités dans les idiosyncrasies des malades à l'égard du traitement, ce qui force à des tâtonnements.

Indications. — Le *myxœdème* et toutes les affections dans lesquelles le corps thyroïde est absent soit réellement, soit fonctionnellement, relèvent de la médication thyroïdienne.

Pour le myxœdème, il semble qu'on soit en possession d'un remède spécifique.

Les accidents post-opératoires de la thyroïdectomie totale, qui aboutissent à la cachexie strumiprive, sont justiciables de la même méthode.

Si le chirurgien a le soin de ne pas pratiquer l'extirpation totale, il mettra le malade à l'abri de ces accidents.

Les lésions du corps thyroïde, ses dégénérescences quand elles arrivent à supprimer la fonction thyroïdienne, créent l'indication de la médication thyroïdienne; par exemple : le *goitre* kystique ou parenchymateux, la *sclérose*, le *sarcome*, le *cancer* du corps thyroïde.

On a essayé l'extrait thyroïdien dans le *goitre exophtalmique* (Eulenbourg). Voir Sérum et lait anti-thyroïdien (page 262).

Par suite des rapports entre la menstruation et le développement du corps thyroïde, il est logique d'appliquer la même méthode au traitement des accidents de la *ménopause* (tachycardie, faiblesses, bouffées de chaleur, etc.).

Le suc thyroïdien semble donner de bons résultats dans l'*obésité*.

A l'aide d'injections sous-cutanées de suc thyroïdien à la dose de 50 à 75 centigr., Charrin et Roger ont obtenu l'amaigrissement chez les animaux.

Chez l'homme, avec une dose de 1 gr. du même liquide, administrée soit par la voie sous-cutanée, soit par la voie stomacale, on observe de même une perte de poids notable. En trois mois, de 133 kgr., le poids d'une malade est tombé à 115, environ 50 à 60 gr. par jour.

Pendant l'administration de l'extrait organique, on ne remarque aucun phénomène anormal d'intoxication ou autre, sauf peut-être chez les myxœdémateux.

Pendant les suspensions de traitement, il y a suspension de l'amaigrissement.

On a essayé le suc thyroïdien dans un certain nombre de maladies cutanées. L'extrait thyroïdien ne doit pas être considéré comme le remède par excellence du *lupus*. Toutefois, ce médicament peut rendre de très grands services dans le traitement de cette maladie et être regardé comme un auxiliaire très utile des autres modes de thérapeutique dans cette affection. On pourrait rapprocher l'action médicatrice de l'extrait en question de celle de la lymphe de Koch; l'extrait du corps thyroïde devrait être employé de préférence à cette lymphe qui a donné des accidents, tandis que l'emploi du suc thyroïdien s'est montré toujours inoffensif.

Les différentes maladies qui pourraient être traitées efficacement avec le suc thyroïdien seraient plus spécialement : l'*eczéma*, l'*urticaire*, les *prurits*, la *tuberculose viscérale*, la *lèpre*, le *cancer*, l'*ichtyose*, la *sclérodermie pigmentaire*, le *psoriasis*, l'*asphyxie locale des extrémités* (Maladie de Raynaud).

Plus récemment, on a étudié de plus près le rôle

du corps thyroïde en pathologie, et on a montré des signes d'insuffisance thyroïdienne, d'*hypo-thyroïdie* dans divers états pathologiques, d'où indication de l'opothérapie thyroïdienne.

C'est ainsi qu'on a obtenu des résultats par l'opothérapie thyroïdienne contre les *fausses couches récidivantes*, en donnant le corps thyroïde dès le début de la grossesse, dans la *lactation insuffisante*, dans l'*involution utérine affaiblie* (Hertoghe [1]).

Même action dans certains *rhumastismes articulaires aigus* [2], dans le *neuro-arthritisme* [3], le *rhumatisme chronique*, l'*acromégalie*, l'*asthme des foins* [4], dans les troubles intestinaux, *la constipation*, *la diarrhée* [5], *l'hémophilie*.

Opothérapie parathyroïdienne.

Principe de la méthode. — L'existence d'altérations du côté des parathyroïdes dans la maladie de

---

[1] Hertoghe, Nouvelles recherches sur les insuffisances thyroïdiennes (*Académie royale de Belgique*, 23 mars 1907).

[2] Vincent, Absence de réaction thyroïdienne dans certains cas de rhumatisme grave. Action bienfaisante de l'opothérapie thyroïdienne (*Société médicale des hôpitaux*, 26 avril 1907).

[3] Léopold Lévy et A. de Rothschild, Corps thyroïde et neuro-arthritisme (*Société de biologie*, 25 mars 1907).

[4] Pottier, Traitement de l'asthme des foins par la médication thyroïdienne (*Société médicale de l'Élysée*, 4 mars 1907).

[5] Lévy et A. de Rothschild, Constipation et hypothyroïdie (*Société de biologie*, 13 avril 1907).

Parkinson a suggéré l'idée d'avoir recours à l'opothérapie parathyroïdienne.

Nature et mode de la préparation. — 1° En cap-sules. — On recueille dans de la glace à l'abattoir les glandes parathyroïdes du bœuf, à l'aide d'instruments parfaitement stérilisés. On les presse entre deux enveloppes de gaze, puis on les hache à l'aide d'une machine flambée, et enfin on les triture dans un mortier stérilisé, avec un excès de lactose ; on ajoute ensuite de l'acide borique (1 p. 100) et quelques gouttes d'essence de menthe.

On divise la masse en fractions de 0 gr. 03 cen-tigr. de glande fraîche et on en confectionne des capsules qui peuvent se conserver six semaines.

2° En injections hypodermiques.

Dose. — 1° En capsules. — 3 à 5 par jour. Pro-longer le traitement assez longtemps ; parfois il faut six semaines avant d'observer les effets. Il y a lieu d'insister pour l'observance du traitement chez des malades souvent irritables.

2° En injections hypodermiques. 1/2 cc. par jour. Ne pas injecter dans les veines, par crainte de thrombose.

Ces injections sont un peu douloureuses.

Résultats. — Diminution de la rigidité, des douleurs et de la salivation ; tremblement moins intense ou cessé, manque de repos et insomnie améliorés.

Les malades jeunes, chez qui l'affection n'est pas de date ancienne, réagissent plus vite et plus complètement. Dans le cas d'un homme de cinquante-cinq ans, atteint de paralysie agitante à forme rapide, alité depuis six mois, sans sommeil ni repos et complètement découragé, ce traitement détermina au bout de trois semaines la rétrocession de l'insomnie ; l'amélioration se poursuivit, et depuis un an ce malade a pu reprendre son travail (Berkeley[1]).

Indication. — Paralysie agitante, athrepsie[2].

PHOTOTHÉRAPIE[3].

Principe de la méthode. — Utilisation thérapeutique des propriétés de la lumière calorifique, éclairante, chimique, naturelle ou artificielle.

D'où plusieurs variétés : *héliothérapie,* où la source lumineuse est le soleil ; *photothérapie* proprement dite avec une lumière artificielle.

1° Héliothérapie.

Bains de lumière solaire directe.

Stations, dans le Tyrol, d'exposition permanente à la lumière solaire, le corps nu ; mais l'installation peut se faire partout[4].

---

[1] M. Berkeley, L'Opothérapie parathyroïdienne contre la paralysie agitante (analyse *in Semaine médicale,* n° 51, 18 décembre 1907).

[2] R.-L. Thompson, Atrophie des parathyroïdes et lésions des autres glandes dans l'athrepsie (*Amer. Journ. of the Med. Scienc.,* octobre 1907).

[3] Voir : L. Regnier, Radiothérapie et photothérapie. (*Les Actualités médicales,* J.-B. Baillière et Fils).

[4] Monteuuis, Les Bains d'air, de lumière et de soleil, dans le traitement des maladies chroniques (J.-B. Baillière et Fils). — E. Martin, Péritonite tuberculeuse traitée par l'héliothérapie (*Société médicale de Genève* 29 novembre 1906).

BAINS DE SABLE ENSOLEILLÉ OU ARÉNATION.
En particulier, sable de mer chauffé au soleil.

Indications. — *Lymphatisme, scrofule, rhumatisme chronique, anémies, rachitisme, neurasthénies.*

BAINS DE LUMIÈRE CONCENTRÉE. PHOTOTHÉRAPIE.
Une lentille simple sert à concentrer les rayons
(Apers, de Constantinople).

ÉCLAIRAGE MONOCHROMIQUE, LUMIÈRE ROUGE.
Emploi des rayons actiniques.

Principe de la méthode. — Ne laisser pénétrer que les rayons lumineux sans rayons chimiques de la lumière rouge, dans l'intention de gêner le développement des bactéries pyogènes.

Nature de l'agent. — La lumière rouge.

Mode d'administration. — On interpose entre le patient et les prises de jour du verre rouge foncé aux fenêtres, tenture rouge aux murs, globe rouge sur la lampe qui sert à examiner, etc.

Mode d'action. — Les microbes de la suppuration seraient entravés dans leur développement.

Effets. — Atténuation des manifestations cutanées, amoindrissement de la fièvre de suppuration et diminution des complications possibles de ce chef, sédation nerveuse.

Indications. — *Variole* (Schoull), *scarlatine, rougeole, mélancolie, obsession* (Féré).

LUMIÈRE BLEUE, VIOLETTE.

Indications. — Excitation mentale.

2º Photothérapie.

Selon l'utilisation de rayons calorifiques ou de rayons actiniques seuls ; *pholothermothérapie* et *photothérapie proprement dite*.

3º Photothermothérapie.

Principe de la méthode. — Se servir d'une source lumineuse comme source calorique.

Nature et mode d'administration. — Appareils divers munis de lampes électriques éclairantes et chauffantes à *barres photoélectriques*.

Appareil de Kellog, garni de lampes électriques incandescentes, avec réflecteurs de glace plane.

Appareil de Gaiffe et Ducretel, construit sur un principe analogue.

Ces appareils en forme de caisse permettent d'y enfermer le patient entier, la tête dehors, ou un membre seulement.

Appareil de Dowsing, à pouvoir calorique considérable.

Appareil de Winternitz, qui sert à projeter le faisceau lumineux chaud sur une région limitée, pour le *bain de lumière concentrée*.

Indications. — *Maladies par ralentissement de la nutrition, diabète, tuberculose, affections nerveuses, artériosclérose, néphrite, goutte, rhumatisme, hystérie, chorée, neurasthénie.*

4º Photothérapie proprement dite. — On utilise l'*action lumineuse seule*, on élimine l'action calorifique.

Appareils de Finsen.

Appareils, plus simples, *de Foveau de Courmelles et Trouvé*, et *de Lortet et Genoud*.

Le principe sur lequel ces appareils sont construits est de concentrer les rayons lumineux et de les projeter sur une région.

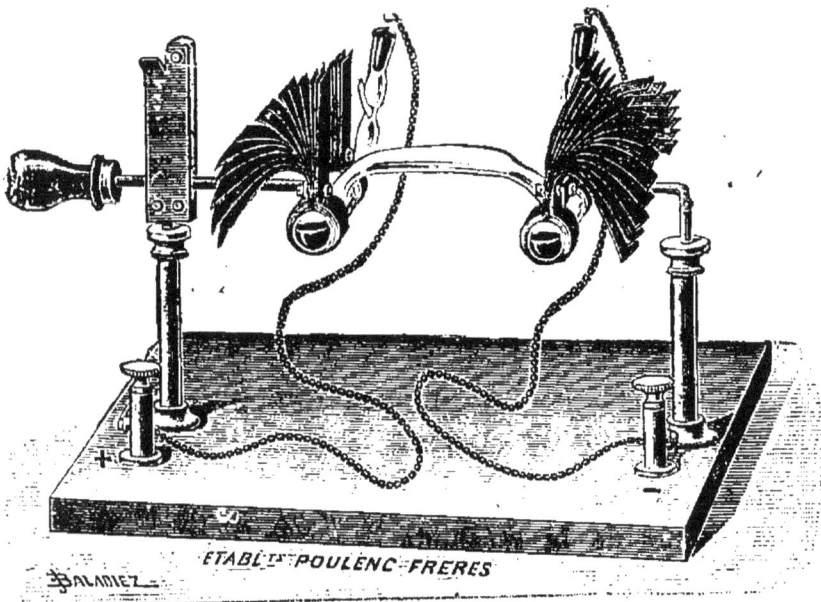

Fig. 7. — Lampe de quartz au mercure.

Action. — Action bactéricide, action modificatrice sur les tissus, augmentée par la compression qui chasse le sang.

Indications. — *Lupus* (Leredde), *cancroïde, acné hypertrophique, kéloïde, pelade.*

La lampe de quartz au mercure sert à concentrer sur la région à traiter les rayons bleus, violets et ultra-violets d'une lampe à arc de charbon.

La lampe au mercure (fig. 7) permet de réduire la durée des séances et de traiter une plus grande surface.

L'appareil se compose essentiellement d'un tube de quartz, vide, uni à deux réservoirs de mercure. Il est relié à une source de courant de 120 volts environ. La lampe est refroidie par une constante circulation d'eau.

Mode d'application des séances. — Limiter par un écran la région qui doit recevoir les rayons.
Durée : Une heure en moyenne.

Effets. — Réaction souvent forte, comme avec l'appareil de Finsen, allant souvent jusqu'à la phlycténisation [1].

Indications. — Les mêmes que précédemment avec l'appareil de Finsen.

RADIOTHÉRAPIE.

Principe de la méthode. — Application thérapeutique des propriétés des rayons X [2], c'est-à-dire de la nature des rayons ultra-violets.

Nature de l'agent thérapeutique. — Les rayons X [3].

Mode d'administration, technique. — Appareil de radiographie et de radioscopie avec la précaution :

---

[1] WETTERER (*Archives d'électricité médicale de Bordeaux*, 1907).

[2] Voir : L. REGNIER, Radiographie et radioscopie cliniques et Radiothérapie et photothérapie (*Les Actualités médicales*).

[3] KOCHER, Précis de radiologie médicale.

1° pour supprimer le champ magnétique, de garnir l'ampoule d'un anneau d'aluminium, relié au sol par un fil ou une chaîne aboutissant à un poids de métal ; 2° pour avoir le rayon parallèle, d'interposer un écran de plomb percé d'un trou suffisant.

Pour doser la quantité des rayons, interposer un quantitomètre [1].

Tube de 25 cm., à 10 cm. de la région malade.

Séance de cinq minutes, puis 15 minutes, jusqu'à une demi-heure.

Faire une quinzaine à une vingtaine de séances, jusqu'à la production de dermatite ; sinon, arrêter, puis reprendre.

Mode d'action. — Action intime sur les tissus, sur la peau, accumulation de pigment dans les couches superficielles du chorion, tuméfaction des fibres collogènes avec dégénérescence basophile.

Action dépilante très énergique, précédée d'albinisme.

ACTIONS LOCALES SUR LES ORGANES GÉNITAUX :
Testicule : Disparition de la glande à sécrétion externe (glande séminale).

Conservation de la glande à sécrétion interne (glande interstitielle).

Ovaire : Disparition de la glande à sécrétion externe (glande sexuelle).

Disparition de la glande à sécrétion interne (corps jaune).

[1] H. GUILLEMINOT, Nouveau quantitomètre pour les rayons X (*Académie des sciences*, 28 octobre 1907).

2⁰ RÉPERCUSSION GÉNÉRALE :

Testicule : Perte du pouvoir fécondant.

Conservation de l'activité génitale et des caractères sexuels.

Ovaire : Perte de la fécondité.

Apparition de tous les signes qui suivent la castration [1].

Effets. — Dermatite, suivie de modifications curatives.

Accidents. — L'application thérapeutique des rayons X peut comporter des accidents.

En premier lieu, on observe des dermites profondes, pouvant entraîner des sphacèles, se séparant difficilement et pouvant exceptionnellement entraîner la mort.

Lors d'applications sur la tête contre la teigne, on peut voir naître des cicatrices parfois durables [2]; mais la production de cicatrice ne doit pas se confondre avec la simple dépilation avec érythème plus ou moins intense, qu'on peut observer [3] à la suite de l'application des rayons X sur le cuir chevelu des peladiques.

Résultats. — Dans le lupus, sur 15 cas de lupus

---

[1] P. ANCEL et P. BOUIN, Rayons X et glandes génitales (*Presse médicale,* 10 avril 1907, n⁰ 29, p. 228).

[2] HALLOPEAU et LASNIER, Conséquences fâcheuses de la radiothérapie chez un enfant atteint de teigne (*Société de dermatologie et de syphiligraphie,* 8 avril 1907).

[3] E. BENDER, Zur Röntgentherapie der Alopecia areata (*Dermatologische Zeitschrift,* t. XIII, p. 173, 1907).

vulgaire, 12 guérisons, 2 insuccès, 1 récidive[1].

Indications. — Lupus (Schiff et Freund) et dermatoses, *sycosis*, *favus*, *teignes tricophytiques* (Sabouraud), *pelade*, *onychomycoses* (Pellizzari), *hypertrichose*, *eczéma* (F. Holland), *cancer* de l'estomac [Lemoine et Doumer de (Lille)], *cancroïdes*, *éléphantiasis* (Sorel), *tuberculoses, rhumatismes, arthrites suppurées.*

RACHIDIENNES (MÉDICATIONS).

Au lieu d'utiliser la voie buccale, la rectale, la sous-cutanée, l'intramusculaire ou l'intraveineuse, on a recours à l'introduction directe par le rachis, soit en dehors de la cavité par injections épidurales, soit par ponctions ou injections intra-rachidiennes.

1º Médication épidurale.

Principe de la méthode. — Au lieu de pénétrer dans le canal rachidien, on a penssé obtenir des résultats analogues en déposant le médicament seulement au-dessus de la dure-mère, en dehors.

Technique DE LA PONCTION DU CANAL SACRÉ.

Instrumentation. — 1º *Aiguille.* — L'*aiguille* à employer doit avoir les dimensions suivantes :

Longueur, 0^m,06 ;

Largeur, 7/10e de millimètre de diamètre ;

Biseau, 3 millimètres (biseau long pour piquer mieux).

---

[1] H. W. VAN ALLEN, Rœntgen Rays in the treatment of lupus vulgaris (*Journal of the American Association*, 2 février 1907).

2º *Seringue*. — D'un modèle quelconque, sous condition d'être parfaitement stérilisable.

Contenance : 5 à 30 ou 40 cc., selon les cas, ou bien seringue à double effet (Strauss, de Bremen), qui permet d'injecter sans retirer l'aiguille.

Manuel opératoire. — 1º POSITION DU MALADE. — La position doit être choisie de sorte que la *mem-*

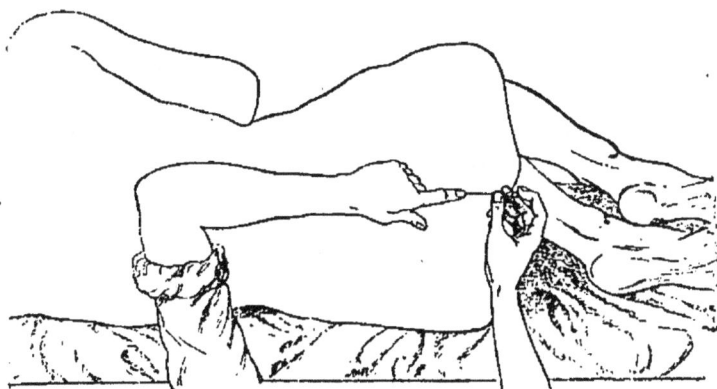

Fig. 8. — Position pour injection épidurale (Catholin).

brane obturatrice sacrée postéro-inférieure soit *tendue*.

La position génu-pectorale, ou position inclinée à 45º, répond bien aux conditions; mais on peut se contenter du *décubitus latéral*, en inclinaison abdominale sur le plan du lit (en chien de fusil) (fig. 8) et du côté douloureux.

2º POINTS DE REPÈRE. — Au nombre de 3, dont 2 constants : les 2 constants sont représentés par les *cinquièmes tubercules sacrés postéro-internes* (et non les cornes du sacrum); l'inconstant par le *sommet de la dernière apophyse épineuse sacrée,* située entre les deux premiers et au-dessus.

L'ensemble de ces trois points dessine une ligne

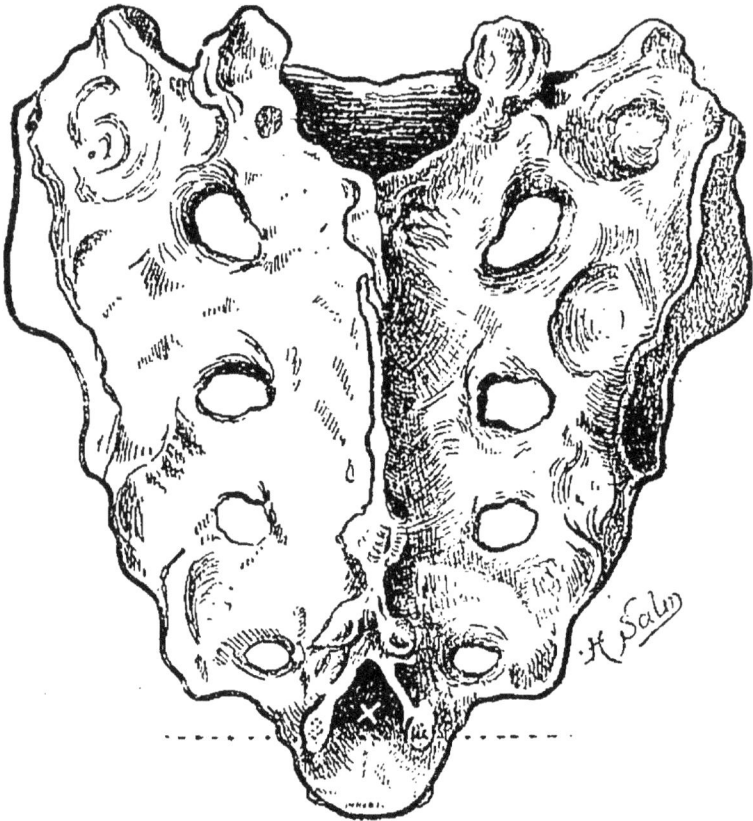

Fig. 9. — Points de repère pour les injections épidurales (Cathelin).

brisée ouverte en bas, en forme de ⋂ ou de ⋀, triangle qui mesure environ 1 cm. de largeur sur 2 de hauteur, et qui représente l'*ouverture postéro-inférieure* du canal sacré.

3° LIEU D'ÉLECTION DE LA PONCTION. — Ni trop haut, ni trop bas; mais vers *le sommet du* V *ou de*

*l'U sacré, à peu près au milieu et un peu au-dessus
de la ligne qui réunit ce sommet à la ligne trans-*

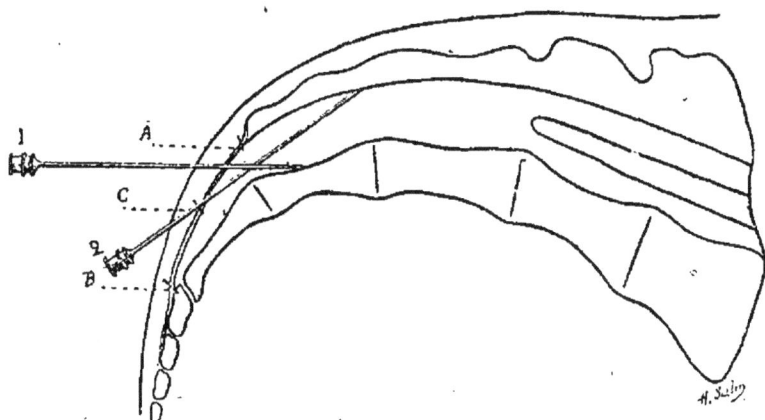

Fig. 10. — Mauvaise direction de l'aiguille (Cathelin).

*versale bi-tuberculeuse, reliant les quatre tubercules
sacrés postéro-inférieurs* (fig. 9).

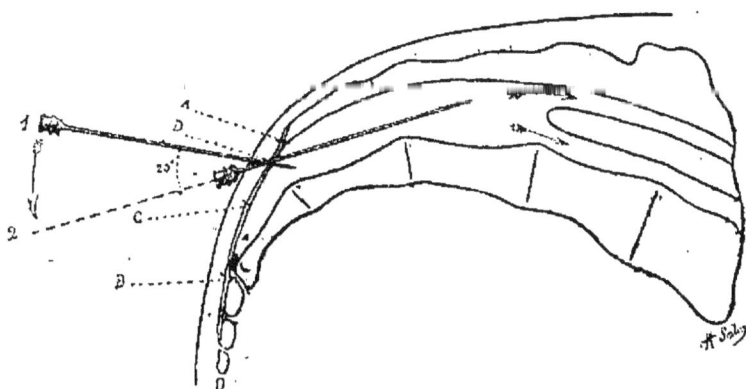

Fig. 11. — Bonne direction de l'aiguille (Cathelin).

On conduira donc l'aiguille *sous la pulpe de
l'index gauche placé au sommet du triangle.*

Ponction (fig. 10 et 11). — 3 temps :

1er *temps : Tenir l'aiguille légèrement oblique* à

20°; perforation du ligament (sensation de membrane tendue perforée comme une peau de tambour).

2ᵉ *temps : Relever l'aiguille,* en abaissant le pavillon dans la région du canal sacré.

3ᵉ *temps : Pousser droit* dans le plan médian, dans la direction du canal sacré, *sans jamais forcer,* toute la longueur de l'aiguille.

Parfois l'aiguille bute à 2 ou 3 cm., sur une saillie osseuse de la troisième vertèbre sacrée (fig. 10); dans ce cas : retirer l'aiguille de quelques millimètres, appuyer fortement sur elle avec la pulpe de l'index gauche, au niveau du ligament et pousser doucement de l'index droit.

Chez l'enfant, même facilité; le triangle osseux est plus haut. Ne pénétrer qu'à 4 cm. de profondeur seulement; au besoin, insensibilisation locale par une injection de 1 centigr. de cocaïne (Marqués, de Rennes).

Injection. — L'injection doit se faire lentement.

Solution injectée. — *Anesthésiques :*

Nᵒ 1. Chlorhydrate de cocaïne . . . . . 1 gramme.
       Eau distillée stérilisée 100   —

Solution à employer toujours bien stérile, dans un flacon non en vidange.

La dose est de 1 à 4 cc., selon les cas.

Nᵒ 2 Huile cocaïnée (Brissaud).

Nᵒ 3. Gaïacol cristallisé . . . . 6 grammes.
        Orthoforme 0,50
        Acide benzoïque 8,365
        Huile d'amandes douces stérilisée à 120°, Q. S.
        pour 60 cc.   (COLLEVILLE, de Reims).

Au besoin :

Chloral	. . . .	2 %
Bromure.	. . . .	4 %
Eucaïne (Legueu).	. . . .	1 %
Antipyrine (Albarran)	. . . . . .	5 %
Alcool camphré	. . . .	en nature
Aconitine	. . . .	0,01 %
Sulfate d'atropine	. . . .	1 %
Acoïne.	. . . .	1 %
Dionine	. . . .	2 %

Autres médicaments. — Sels de mercure, cyanure, benzoate.

Solution saline. — Sérum artificiel ou solution de chlorure de sodium à 7 gr. 50 pour 1 000.

Dose. — De 5 à 30 cc., selon les cas.

Mode d'action. — Avec le sérum, il y a surtout *action mécanique,* par le choc produit sur les dernières racines médullaires, avec répercussion sur les centres médullaires correspondants : ano-spinal, vésico-spinal, génito-spinal, d'où *inhibition.*

Avec les substances médicamenteuses, s'ajoute l'*action propre au médicament,* dont l'injection dans l'espace épidural favorise l'absorption.

Indication. — 1° Dans les *crises douloureuses,* avec emploi d'analgésiques, cocaïne ou autres : *sciatique, névralgies lombaires, lumbago, arthralgies inflammatoires* ou *tabétiques, névralgie intercostale, zona, viscéralgies abdominales simples* ou *tabétiques, colique saturnine, céphalée syphilitique.*

Dans les affections douloureuses des organes génito-urinaires : *cystites blennorragiques, tuber-*

culeuses, urétrites, carcinomes prostatiques et *pel-viens.*

2º Dans les *parésies génito-urinaires*, avec l'emploi de solution saline seule ; dans l'*incontinence d'urine*, incontinence nocturne infantile (énuresis), incontinence nocturne et diurne infantile, incontinence par obstacle mécanique ; dans les fausses incontinences d'urine : *polliakiurie* psychopatique et envies impérieuses, *pollutions nocturnes*, *impuissance*, chez les *faux urinaires*.

3º *Mal de Pott* (Mauclaire), injections d'huile iodoformée.

4º *Myélite syphilitique* (Cathelin, Schachmann (de Bucarest).

2º **Rachicentèse ou ponction lombaire.**

Principe de la méthode. — Ici on pénètre dans la cavité rachidienne même ; on ne reste pas en dehors, comme dans l'injection épidurale, mais on n'injecte aucun liquide, ou, du moins, on peut arrêter là l'intervention thérapeutique.

On a pour but de retirer une certaine quantité de liquide céphalo-rachidien dans une idée de traitement. C'est autre chose que la ponction lombaire au point de vue diagnostique.

Mode d'administration, technique. — 1º *Asepsie* de la peau de la région, savonnage, lavage à l'eau et à l'éther ou à l'alcool.

2º *Anesthésie locale* au chlorure d'éthyle.

3º *Instrumentation.* — Aiguille stérilisée à mandrin de 7 à 8 centimètres de longueur, en platine iridié, à biseau court.

6*

Manuel opératoire. — *Position :* sujet assis le

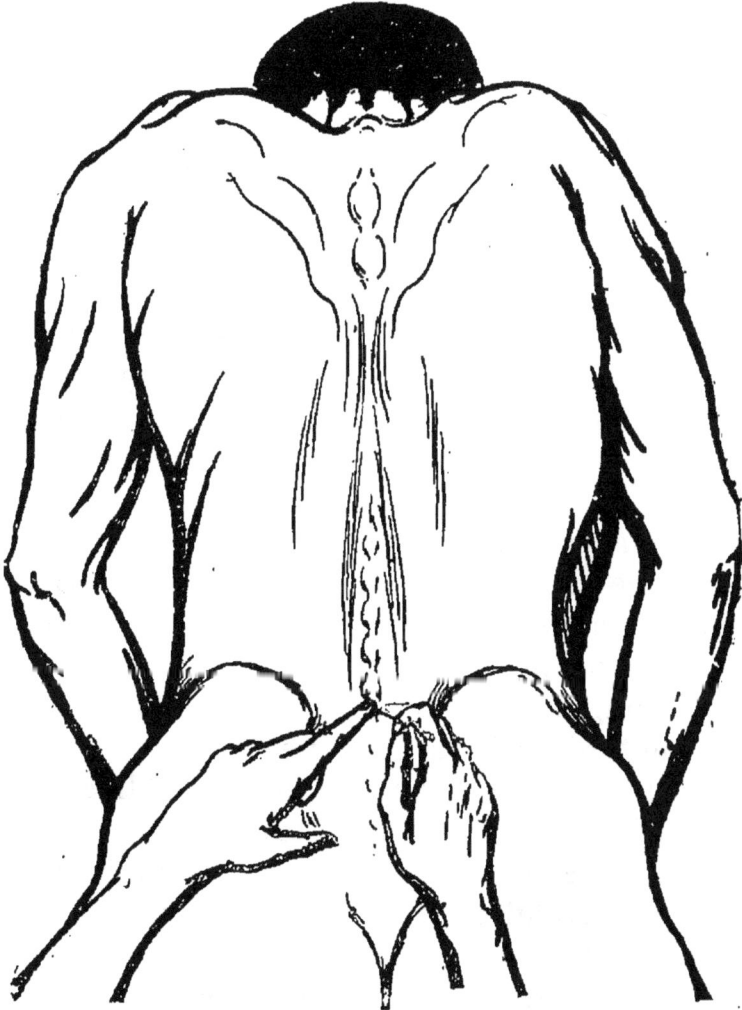

Fig. 12. — Ponction lombaire.

dos courbé, immobile ; exceptionnellement décubitus latéral.

4° *Lieu d'élection.* — Point *immédiatement au-*

dessus et un peu en dehors du bord supérieur de l'apophyse épineuse de la 4ᵉ vertèbre lombaire.

On peut aussi, comme Chipault, opérer la ponction lombo-sacrée entre la 5ᵉ lombaire et la 1ʳᵉ sacrée.

1º Chercher avec le doigt le petit tubercule situé à la partie supérieure de la pointe de cette apophyse.

Une ligne transversale, tangente aux sommets des crêtes iliaques, coupe l'apophyse de la 4ᵉ vertèbre lombaire. Avec l'index gauche suivre la crête de cette apophyse jusqu'à son angle inférieur ; l'espace intervertébral entre la 4ᵉ et la 5ᵉ lombaire se trouve immédiatement au-dessous.

2º Se placer à gauche du sujet, en laissant l'index gauche en place. De la main droite saisir l'aiguille comme une plume à écrire ; commander au malade de ne pas se redresser. Glisser l'aiguille le long du bord du doigt, c'est-à-dire à 1/2 ou à 1 centimètre de la ligne médiane.

3º Premier point d'arrêt au milieu du ligament jaune, enfoncer alors de 2 à 3 millimètres.

4º Retirer le mandrin. Il doit couler du liquide ; sinon, réintroduire le mandrin, mais *ne pas pousser davantage.*

5º Laisser couler la quantité voulue.

Doses. Retirer quelques centimètres cubes, 4 à 5 et jusqu'à 15 même 100 gr. Répéter au besoin tous les trois jours, tous les jours même quantité.

Résultats. — A la suite de la ponction lombaire,

on constate la diminution ou la disparition des symptômes douloureux, céphalée, ou des autres symptômes encéphalo-médullaires, vertiges, spasmes, signe de Kernig, coma.

Du côté du liquide céphalo-rachidien, on assiste à des modifications profondes : 1° la tension intra-rachidienne, lorsque la maladie doit s'acheminer vers la guérison, diminue plus ou moins de ponction à ponction ; s'échappant en jet au début, elle en vient à ne plus couler que goutte à goutte, indice que sa production exagérée s'est enrayée.

2° La nature même de ce liquide céphalo-rachidien, dans les cas de méningites, en particulier, change de ponction en ponction. Quelquefois plus ou moins franchement purulent au début, chargé de polynucléaires, le liquide s'éclaircit, cesse d'être albumineux, et les polynucléaires se raréfient jusqu'à disparaître. Le nombre des méningocoques diminue, puis tout microorganisme disparaît.

. La ponction lombaire fait à la fois office d'agent de traitement et de signe pronostic.

Indications. — *Ataxie, céphalée syphilitique, méningites, myélite, paralysie agitante, sciatique, vertige auriculaire* (Babinski), *tétanie, éclampsie* (Audebert et Fournier [1]).

Dans les méningites en particulier, associée aux

---

[1] AUDEBERT et FOURNIER, Traitement des convulsions éclamptiques par la ponction lombaire (*Société d'obstétrique, de gynécologie et de pédiatrie*, 15 avril 1907).

bains chauds répétés, la ponction lombaire a donné des résultats très satisfaisants (Netter).

3º Injection intra-rachidienne.

Principe de la méthode. — Au lieu de s'en tenir à la ponction lombaire et à l'évacuation d'une certaine quantité de liquide céphalo-rachidien, on introduit directement dans la cavité rachidienne des médicaments capables d'agir localement sur les méninges.

Nature des médicaments. — Jusqu'ici on n'a guère utilisé que l'iodure et le collargol.

Indications. — Méningites (collargol). — Voir Colloïdale (médication), p. 104.

4º Rachicocaïnisation, rachistovaïnisation, etc.

Mais c'est surtout comme méthode d'anesthésie par voie rachidienne qu'ont été employées les injections intra-rachidiennes, faites avec la cocaïne ou autres produits anesthésiques.

Principe de la méthode. — Obtenir une analgésie remontant plus ou moins haut des membres inférieurs et du segment inférieur du corps vers l'extrémité supérieure par la seule injection directe de médicament dans le liquide céphalo-rachidien, d'où une imprégnation de la moelle. Au contraire de l'anesthésie générale, les fonctions cérébrales restent actives.

Nature du médicament. — Au début de la méthode, on se servit exclusivement de la cocaïne.

Depuis, on a utilisé d'autres produits, tropo-cocaïne, novococaïne, stovaïne (ou chlorhydrate d'amyléine) et alypine.

Pour la cocaïne :

Chlorhydrade de cocaïne. . . . . .   1 centigr.
Eau distillée stérilisée . . . . . .   20 gouttes.

Doses. — 1 centigr. représente la dose injectée habituellement. On va jusqu'à 3 centigr. selon les cas.

Pour la stovaïne :

N° 1 Stovaïne. . . . .   6 grammes.
Acide lactique. . . . .   20 centigr.
Eau distillée, ... q. s. pour   100 centigr.
(G. Lasio.)

N° 2 Stovaïne. . . . .   0,50 centigr.
Adrénaline.   0,01   —
Chlorure de sodium   0,07   —
Eau distillée. . . . .   100 grammes.

Doses. — Injecter de 0 gr. 04 centigr. à 0 gr. 05 centigr. de stovaïne.

Mode d'administration, technique. — La technique se calque sur celle de la ponction lombaire (voir plus haut, p. 206), et qu'on reprend à 5° de la façon suivante :

5° Laisser couler seulement quelques gouttes ;

6° Ajuster la seringue ;

7° Aspirer un peu de liquide qu'on fait se mé-langer avec la solution médicamenteuse ;

---

[1] G. Lasio, La Rachistovaïnisation en chirurgie urinaire (*Clinica chirurgica*, 1907, fasc. 9).

8° Injecter 20 gouttes de solution de cocaïne, représentant 1 centigr. de chlorhydrate de cocaïne, ou toute autre des solutions médicamenteuses analogues, stovaïne, etc. ;

9° Retirer l'aiguille, obturer avec du collodion.

Résultats. — Voici la statistique de A. Wiener[1] au point de vue de l'analgésie :

	STOVAÏNE 46 cas.	ALYPINE 8 cas.	NOVOCOCAÏNE 21 cas.	TROPOCOCAÏNE 24 cas.
Parfaites. . .	28 soit 61 %	6 soit 75 %	15 soit 71 %	16 soit 66 %
Imparfaites. .	6 — 13 —	1 — 12,5 —	1 — 4,5 —	3 — 12 —
Insuffisantes.	12 — 20 —	1 — 12,5 —	5 — 24 —	5 — 3 —

Inconvénients. — Vomissements, céphalalgie 40 fois sur 100 (Doléris).

Contre les vomissements : faire manger, café.

Contre la céphalalgie : antipyrine 1 à 2 gr., hyoscyamine 1/4 de milligr., phénacétine 1 gr., bromure de potassium en injections sous-cutanées.

Quelquefois rougeur de la face, sueurs du cou.

Voici une statistique comparée des complications :

Immédiates
- tendance syncopale
  - 7 avec la stovaïne.
  - 1 avec l'alypine.
  - 1 avec la novococaïne.
- vomissements
  - 3 avec la stovaïne.
  - 1 avec les autres anesthésiques.
- incontinence fécale
  - 3 avec la stovaïne.

---

[1] A. WIENER, A propos de 100 cas d'analgésie intra-rachidienne (*Société belge de chirurgie,* 29 mars 1907).

Secondaires
{
paralysies vésicales { 2 avec la tropococaïne.
{ 9 avec la stovaïne.
céphalée | 7 avec la stovaïne.
paralysies des muscles oculaires } 2 avec la stovaïne.
}

On éviterait les inconvénients et les complications consécutifs à la rachicocaïnisation, d'après le Dr G. Lefilliâtre [1], en faisant systématiquement une soustraction de 10 à 30 cc. de liquide céphalo-rachidien préalablement à l'injection de la solution de cocaïne, comme il résulte d'une statistique de plus de 700 cas.

S'il s'agit d'un malade chez lequel le liquide s'écoule goutte à goutte, on retire 10 cc.; si le liquide part en jet, on attend pour cesser le prélèvement qu'il s'écoule goutte à goutte, mais on ne dépasse pas 30 cc. en tout, quantité maxima.

Certains auteurs préfèrent la stovaïne ou mieux la stovacocaïne, entre autres le Dr H. Chaput [2]. Il pratique *préalablement*, une heure avant l'injection de stovaïne, une *injection de 1/4 de milligr. de scopolamine.* Puis il injecte la stovacocaïne, ainsi composée :

---

[1] G. Lefilliatre, De l'Innocuité absolue de la rachicocaïnisation (*Bulletin et Mémoires de la Société médicale du IXe arrondissement,* 14 juin 1906).

[2] Léon Kendirdjy, L'État actuel de la rachistovaïnisation (*Presse médicale,* n° 38, 11 mars 1907, p. 297). — H. Chaput, L'Anesthésie totale au moyen de la rachistovaïnisation (*Société de biologie,* 6 juillet 1907).

Chlorhydrate de cocaïne. . . . 1/9
Stovaïne. 3/4
Q. s. pour une solution à . . . 2 %/0 isotonique

Solution et instrument, tout doit être scrupuleusement stérilisé.

Dose. — 8 centigr. en tout de stovacocaïne.

Mode d'action. — *Analgésie* de la portion sous-diaphragmatique du corps et surtout pelvis et membres inférieurs, sans incontinence des sphincters, au bout de cinq à quinze minutes, durant trois heures environ (Doléris).

Action sur l'utérus *eucytocique* (Doléris) et *hémostatique*.

Indications. — *Anesthésie chirurgicale* (Tuffier), surtout pour les opérations au-dessous du diaphragme, mais même au-dessus.

Les régions justiciables de l'anesthésie médullaire peuvent se grouper en trois :

1º Régions basses : membres inférieurs et organes avoisinant le périnée ;

2º Régions moyennes : hernies, appendicite ;

3º Régions élevées : grande laparotomie, jusqu'au rein même.

Kocher va jusqu'au goitre après injection de 10 à 12 cc. de solution de tropococaïne.

Lorsqu'on désire limiter l'action anesthésique à la sphère ano-génitale, on doit remplir les conditions suivantes [1] :

---

[1] RAVAUT, Anesthésie chirurgicale limitée à la région génito-périnéo-anale par l'injection intra-rachidienne de solutions concentrées (*Société de biologie*, 22 juin 1907).

1° Faire l'injection le plus bas possible (injection lombo-sacrée);

2° Se servir d'une solution très concentrée: cocaïne ou stovaïne à 50 p. 100, dont on injecte une goutte, soit 2 centigr.;

3° N'injecter qu'une très petite quantité.

De cette façon, l'anesthésique, plus lourd que le liquide céphalo-rachidien, tombe au fond du cul-de-sac rachidien, au niveau des dernières racines.

Indications. Toute *affection douloureuse sous-diaphragmatique : lumbago, névralgies diverses, douleurs fulgurantes du tabes, douleurs du cancer de l'utérus, accouchements* (Doléris, Porak).

Contre-indications. — *Artériosclérose, lésions cardiaques,* emphysème; actuellement certains chirurgiens font quelques réserves à la méthode[1].

RADIOACTIVE (MÉDICATION), RADIUMTHÉ-RAPIE.

Principe de la méthode. — Les corps possesseurs de radioactivité, sel d'uranium et principalement sels de radium, peuvent déterminer des réactions cutanées, érythèmes, phlyctènes et même plaies, et ulcérations diverses assez analogues aux effets des rayons X.

De là l'idée d'utiliser la radioactivité en thérapeutique, les sels de radium représentant « l'édition de poche de l'ampoule de Röntgen » (H. Lebon). Le prix très élevé, 400 francs le milli-

---

[1] Legueu, Société de chirurgie, 8 avril 1908.

gramme, du bromure de radium, restreint jusqu'ici l'extension de la méthode.

Les corps radioactifs émettent des radiations douées de propriétés particulières, et que pour cette raison on désigne depuis Rutherford par les lettres α, β, γ.

On peut séparer ces radiations par l'action du champ magnétique [1].

Mode d'action. — Sous l'influence du radium, les cellules reprennent leur état embryonnaire (Dominici), sans altération inflammatoire. Il y a aussi obturation vasculaire.

Ce processus peut expliquer la régression des tissus de néoformation épithéliaux ou vasculaires.

Nature de l'agent médicamenteux et mode d'administration. — On emploie en thérapeutique soit les sels de radium baryum, soit le bromure de radium à la dose de 5 milligr. environ. Certain auteur (Wichmann) a pu avoir à sa disposition des appareils d'une puissance extrême, contenant 20 centigr. de sel et d'activité égale à 500 000 unités, dont la radiation extérieure de 300 000 contenait 10 p. 100 de rayons α, 80 p. 100 de rayons β et 10 p. 100 de rayons γ, qui agissait par application de deux à trois minutes.

Il y a avantage à recourir pour l'application à des filtres pour écarter la plus grande partie des

---

[1] Pour le détail, voir H. LEBON, Traitement des épithéliomes cutanés par les méthodes nouvelles (*Annales de thérapeutique dermatologique et syphilographique et de prophylaxie vénérienne*, nᵒ 21, t. VII, 5 novembre 1907).

radiations actives superficielles. Avec ce dispositif on peut laisser agir les rayons radifères sus-
ceptibles de pénétration, sans redouter des accidents dans les couches superficielles de la peau.

L'irradiation peut durer deux à trois heures
sans inconvénient avec les appareils ordinaires.

Comme filtre on emploie (P. Wichmann) un
obturateur de mica sur lequel on applique une
forte couche de caoutchouc et une couche de
papier résistant.

En général, le sel de radium est fixé à l'appareil
par un vernis; les rayons filtrent à travers ce
vernis en quantité relative et à la quantité de sel
employé et à la puissance de ce sel, qui peut
varier.

Le tissu malade absorbe les radiations dans.la
proportion de 66 p. 100 au lieu de 31,7 p. 100
dans les régions normales [1].

Plus la lésion à atteindre est profonde, plus le
filtre doit être fort.

On a aussi utilisé à l'intérieur des injections de
solutions rendues radifères, eau radifère : huile
grise radifère.

Résultats. — Au bout de six jours environ après
une application de deux heures chaque jour, on
voit apparaître un érythème.

Puis six jours après, soit douze après le début
du traitement radiothérapique, érosion qui se
revêt d'une croûte.

---

[1] Wichmann, Zur Radiumbehandlung des Lupus (*Mo-
natshefte für praktische Dermatologie*, t, XLIII, p. 687).

En général, quinze jours après, soit au vingt-septième jour, la croûte tombe. Puis la réparation donne lieu à un tissu lisse, souple, uni, ne différant de la peau normale que par le manque de granité et une coloration plus claire, plus blanche.

Ces résultats varient avec l'intensité de la source radifère et le temps d'application, ce qui permet de doser en quelque sorte l'action thérapeutique.

Point important en pratique : les applications radium thérapiques se passent sans douleur. Cette propriété permet de pouvoir faire le traitement pendant la nuit, ce qui en facilite l'emploi chez les jeunes enfants. On peut aussi, grâce à cette absence de douleur, traiter de larges surfaces à la fois.

Indications. — Epithéliomas cutanés (Danlos), cicatrices, kéloïdes diverses, nævi vasculaires[1], eczémas rebelles, prurigo, névrodermites, psoriasis.

RÉCALCIFIANTE (MÉDICATION)[2].

Principe de la méthode. — Récalcifier l'organisme. Ce n'est pas cette récalcification qui fait

---

[1] WICKHAM et DEGRAIS, Traitement des nævi vasculaires par le radium (*Académie de médecine*, 8 octobre 1907).

[2] P. FERRIER, La Guérison de la tuberculose basée sur l'étude des cas de guérison spontanée (Paris, 1906). — L. RENON, Le Traitement de la tuberculose par la récalcification suivant la méthode de M. Ferrier (*Société d'études scientifiques sur la tuberculose, Bulletin médical*, n° 83, 20 octobre 1906, p. 924).

l'originalité de la méthode, ce sont les bases scientifiques sur lesquelles on l'appuie et la suite des moyens thérapeutiques mis en œuvre.

L'auteur, le Dr P. Ferrier, part de la constatation de l'état des dents et du squelette. Les sujets décalcifiés surnagent facilement dans l'eau.

D'un autre côté, la décalcification se montre facteur d'introduction d'acides dans l'organisme, acides minéraux, comme l'acide sulfurique, l'acide chlorhydrique, l'acide phosphorique, qui solubilisent les phosphates. Mêmes effets par les acides organiques, citrique, malique, tartrique, lactique, etc., contenus dans les fruits acides, citrons, oranges, dans les boissons acides, cidre, etc. Les sels acides réagissent de même. Enfin les fermentations digestives développent une série d'acides : acide acétique, acide lactique, acide butyrique, qui favorisent la décalcification.

Nature des médicaments, mode d'administration. — La méthode mise en œuvre pour la récalcification de l'organisme par le Dr P. Ferrier vise à la fois l'élimination des agents de décalcification et la récalcification par l'absorption avec fixation des sels calcaires.

Pour atteindre ce but, on fait les prescriptions suivantes :

1º Évacuation et neutralisation du contenu stomacal, une demi-heure avant chaque repas, simplement par la prise d'un verre d'eau à composition plus ou moins calcaire, qu'on choisira parmi les *eaux bicarbonatées calcaires fortes.*

Parmi celles employées par Ferrier, citons l'eau de Saint-Galmier, l'eau de Pougues ; on peut y joindre, comme plus chargées encore en sels de chaux, Pestrin (Ardèche), Contrexéville, Vittel et surtout Saint-Nectaire.

2° Donner au milieu ou à la fin du repas, un des cachets suivants :

Carbonate de chaux.	}	ãã	40 centigr.
Phosphate tribasique de chaux.	}		
Chlorure de sodium.		35	—

ou bien :

Carbonate de chaux.	}	ãã	50 centigr.
Phosphate tricalcique.	}		
Magnésie calcinée.	}	ãã	30	—
Chlorure de sodium.	}		

(Sergent).

Pour un cachet.

Deux ou trois cachets, aux repas.

3° Au cas d'hypochlorhydrie, donner :

| Chlorure de calcium. . . . . . . | 5 grammes. |
| Eau distillée . . . . | 100 | — |

Une cuillerée à café de cette solution dans un verre d'eau de Châtel-Guyon ou de Saint-Galmier.

4° Surveiller le régime de façon qu'il ne s'y introduise pas d'agents de décalcification. Voici les recommandations du Dr Ferrier à ce sujet, et qui représentent le contrepoids de la médication décalcifiante.

Trois repas par jour, pas un de plus.

Interdire : vin, cidre, bière, alcool, beurre, graines, huiles, acides minéraux et organiques.

Peu de sucre, peu ou pas de pâtisserie.

Pain, 300 gr. par jour.

Les aliments autres que ceux à composition rentrant dans l'interdiction précédente restent permis.

Effets. — Rétrocession des phénomènes congestifs, amélioration de l'état pulmonaire.

Régularisation de l'appétit.

Indications. — Tuberculose pulmonaire.

SÉROTHÉRAPIE.

Dans ces dernières années, la sérothérapie a fait de nouvelles acquisitions et a maintenu le plus grand nombre des anciennes.

MÉTHODE OPSONIQUE, LES OPSONINES. — Sous le nom de méthode opsonique, traitement des opsonines, Wright [1] a fait connaître une méthode générale applicable aux divers genres de sérothérapie et de vaccination.

Ce n'est pas par elle-même une médication, c'est simplement une méthode de direction.

Principe de la méthode. — Voici les bases sur lesquelles repose cette méthode :

Lorsqu'on met en contact sous le microscope des leucocytes et une fraction de culture micro-

---

[1] WRIGHT et STEWARD DOUGLAS, *Proceedings of the royal Soc.*, vol. 72, 1903. — WRIGHT et DOUGLAS, *Lancet*, 1904, p. 1138. — WRIGHT et REID, *Proceed. of the royal Soc.*, London, 1906. — WRIGHT, *Clinical Journal*, novembre 1904.

bienne, on constate qu'une plus ou moins grande quantité de microbes sont englobés par les leucocytes; c'est là le phénomène bien connu de la *phagocytose* de Metchnikoff.

Les leucocytes peuvent se livrer à une phagocytose autonome, hors de l'influence de tout sérum, dans des liquides salins, l'urine bouillie par exemple (Metchnikoff); mais ils accomplissent leur fonction d'englobement encore mieux dans le sérum et plus ou moins selon la nature du sérum avec lequel ils sont mis en présence.

Les substances supposées actives, corps non isolés, des sérums ont reçu le nom d'*opsonines*. N'ayant pas été isolées, on les connaît par leurs propriétés plus que par elles-mêmes.

Ces opsonines, car elles sont et multiples et spécifiques, interviennent dans la phagocytose par action sur le microbe qu'elles rendent plus sensible à l'attraction du phagocyte.

Les lésions du foie ont une influence importante sur le pouvoir opsonisant [1].

Étant données ces notions scientifiques succinctement résumées, on utilise pour la direction du traitement ces variations de la phagocytose de la façon suivante :

Si l'on mélange à une quantité donnée de leucocytes une quantité donnée d'une culture microbienne et une quantité donnée de sérum

---

[1] H. VINCENT, Nouvelles recherches sur l'étiologie du tétanos médical. Influence prédisposante des lésions hépatiques (*Académie de médecine,* 26 novembre 1907).

humain normal, les polynucléaires, au bout d'un temps donné à l'étuve à 37°, ont absorbé un nombre donné de microbes.

Si l'on met à côté, dans la même étuve, un autre mélange fait absolument dans les mêmes conditions, à la différence qu'au lieu de sérum humain normal on met du sérum humain de malade atteint de l'affection microbienne en question, on note un autre nombre de microbes absorbés.

Si l'on établit le rapport entre les nombres trouvés dans la première préparation et ceux constatés dans la seconde, on établit ainsi ce qu'on appelle l'*index opsonique*. Par exemple, on aura trouvé avec le sérum normal 40 polynucléaires avec un total de 160 microbes phagocytés, soit un *coefficient phagocytaire* normal de $\dfrac{160}{40} = 4$, et, par contre, avec le sérum du malade 50 polynucléaires avec 175 microbes phagocytés, soit un *coefficient phagocytaire* pathologique de $\dfrac{175}{50} = 3,5$. Dans ce cas, l'*index opsonique* sera de $\dfrac{3,5}{4} = 0,875$.

Quand on a ainsi pris l'index opsonique d'un malade, si l'on vient à lui injecter un sérum thérapeutique, on observe d'abord une diminution de l'index opsonique; c'est la phase négative, pendant laquelle on s'abstient de toute injection nouvelle.

A cette phase négative succède, plus ou moins

rapidement, une phase positive, dans laquelle l'index opsonique remonte d'une façon sensible; cette augmentation indique que l'organisme, sous l'influence du sérum, commence à élaborer des anticorps spécifiques. C'est à ce moment qu'il faut reprendre la sérothérapie à doses progressivement augmentantes. On peut suivre les résultats, en dehors des constatations cliniques, par la recherche régulière de l'index opsonique, dont on établit la courbe.

On le voit, la méthode opsonique ne constitue qu'un moyen de laboratoire, capable de guider dans la pratique de la sérothérapie, de même qu'elle fournit un moyen d'appréciation pronostique, voire diagnostique, dans une certaine mesure.

Technique. — La mise en œuvre de la méthode comprend toute une technique de laboratoire :

1º PRÉPARATION DES LEUCOCYTES. — On emprunte les leucocytes à un homme sain, l'opérateur lui-même par exemple. A cet effet on extrait quelques gouttes de sang de la pulpe ou mieux de la face dorsale près de l'ongle d'un des doigts, pouce ou autre, par piqûre aseptique.

On mélange ce sang à 8 ou 10 parties d'une solution anticoagulante de citrate de soude à 15 0/0, toute fraîchement faite, ou d'eau salée isotonique à 8 0/00, additionnée de 2 0/0 de citrate de soude.

On mélange, on centrifuge 15 minutes à vitesse

moyenne. On vide le liquide clair qui surnage le dépôt, et on le remplace par une solution de chlorure de sodium à 0,85 0/0. On mélange pour laver ; on centrifuge à nouveau ; on vide le liquide de lavage ; il reste une émulsion qui contient les leucocytes séparés le mieux possible des hématies.

2° PRÉPARATION DE L'ÉMULSION DE MICROBES. — On prélève d'une culture fraîche, de 24 heures, une trace au bout d'un fil de platine. On broie au mortier d'agate et on additionne de 1 à 2 cc. de solution salée isotonique goutte à goutte, et on agite avec des perles de verre dans un tube épais. On doit obtenir une émulsion le plus homogène possible, sans amas microbien visible au microscope.

Pour les opsonines de la tuberculose, on utilise une culture humaine en voile sur pomme de terre glycérinée, et on chauffe soit une demi-heure à 60°, soit un quart d'heure à 115°.

3° PRÉPARATION DU SÉRUM. — Du sang tout récemment recueilli par quelque procédé que ce soit, ou bien par piqûre du doigt, est laissé à coaguler, puis centrifugé. On en recueille le sérum. D'un côté on prépare le sérum normal, d'un autre le sérum du malade.

A. *Mélange.* — Une fois en possession de ces préparations, on effectue le mélange des trois éléments, leucocytes, bacilles, sérum.

On opère à l'aide d'un tube de verre capillaire, obtenu par effilure à la flamme d'un bec Bunsen, d'un tube de verre de 4 à 5 millimètres, petit instrument connu sous le nom de pipette Pasteur.

Sur cette effilure on marque un repère au crayon gras ou à l'encre, à 2 cm. de la pointe, et on munit la grosse extrémité d'une tétine en caoutchouc pour faire l'aspiration.

On aspire une colonne de 2 cm. de l'émulsion de leucocytes, on fait à sa suite pénétrer une bulle d'air. On aspire à nouveau 2 cm. de sérum, et une seconde bulle d'air, puis 2 cm. d'émulsion de bacilles. Par refoulement dans un verre de montre et par aspiration on mélange les trois produits.

On fait deux mélanges, l'un avec le sérum normal, l'autre avec le sérum du malade. On a donc deux pipettes.

B. *Mise à l'étuve.* — On reprend chaque mélange dans sa pipette respective, qu'on ferme à la lampe et qu'on laisse à l'étuve à *37-38°* pendant *15 minutes.*

On se sert à cet usage d'une étuve qui peut fonctionner indifféremment au pétrole, au gaz ou à l'électricité. Elle permet d'examiner facilement les pipettes séparément.

Cet appareil, adaptation du principe des couveuses réputées de Hearson, consiste en un fort bassin en cuivre nickelé, ayant un certain nombre de petits tubes pour recevoir les pipettes. Chaque tube est entouré d'eau, numéroté à sa partie supérieure, et peut être chauffé.

Dans cette recherche, il est indispensable que les leucocytes lavés et les organismes à l'étu*d*

soient maintenus pendant quelque temps à une
température constante de 37° C.

Lorsqu'on est obligé de faire une certaine
quantité d'observations, le fait d'ouvrir et de
fermer fréquemment l'étuve n'est pas seulement

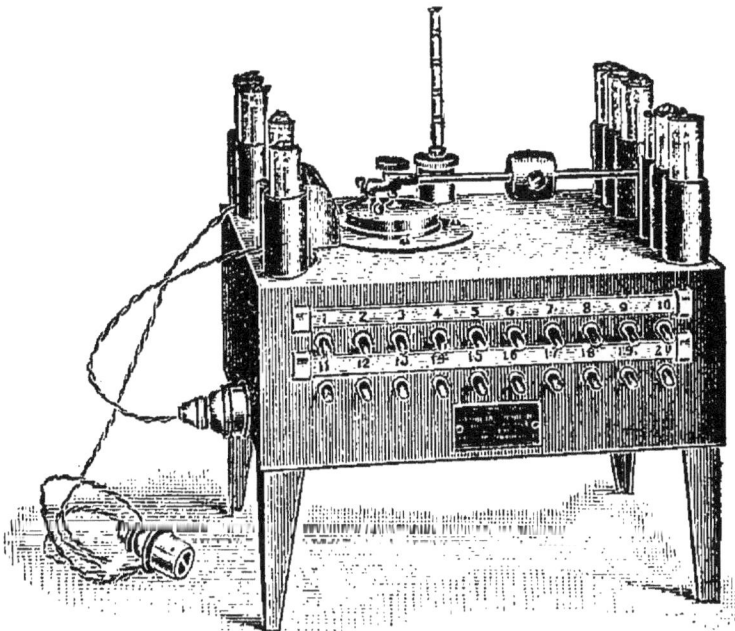

Fig. 13. — Étuve opsonique adoptée par l'Institut Pasteur,
de Paris (Laboratoire du Dr Levaditi).

ennuyeux, mais arrête le progrès de l'expérience.
C'est pour éviter ces inconvénients qu'a été
construit l'appareil qui non seulement assure une
température constante, mais permet également
d'examiner à l'aise les préparations individuelles.

C. *Préparations microscopiques.* — Au sortir de

l'étuve, on mélange bien à nouveau et on confectionne des préparations à double coloration bien régulières, par étalement sur lame bien plane.

Ici les procédés de coloration varient avec la variété de microbe.

D. *Numération*. — On choisit un point bien net de la préparation et l'on compte dans 50 ou 100 polynucléaires environ les bacilles englobés.

Nous avons vu les calculs qui permettent d'établir facilement l'index opsonique.

SÉRUM ANTIALCOOLIQUE (Sapelier, Thébault, Toulouse).

Préparation. — Sérum de chien alcoolisé.

Indications. — Alcoolisme. Il s'est peu vulgarisé.

SÉRUM ANTICANCÉREUX.

On a préparé des sérums d'animaux injectés avec des extraits de tumeurs.

On aurait eu des résultats. Voir : *Vaccination antinéoplasique* (p. 286).

SÉRUM ANTICHARBONEUX (Silavo).

Essayé jusqu'ici exclusivement chez les animaux.

SÉRUM ANTICHOLÉRIQUE (Ransom).

Principe de la méthode. — C'est le même que celui qui a dirigé les esprits dans la sérothérapie antidiphtérique (p. 229).

Nature de l'agent thérapeutique. — Le sérum d'un animal immunisé constitue le remède à l'infection cholérique.

Préparation. — Il y a quatre étapes dans cette préparation :

1º Culture du bacille virgule dans de petits sacs de collodion renfermant de la peptone à 2 0/0, placés dans le péritoine de cobayes.

A la mort de l'animal, ensemencement d'un des sacs dans la peptone à 2 0/0 additionnée de 2 0/0 de gélatine et de 1 0/0 de miel.

2º Extraction de la toxine cholérique sous forme de substance solide.

3º Inoculation de cette toxine dissoute à l'animal, ou même à l'aide de cultures faibles non filtrées ou filtrées.

4º Recueil du sang de l'animal immunisé, environ au bout de six mois.

Mode d'action. — Neutralisation de la toxine.

Effets. — L'antitoxine cholérique fait cesser les symptômes créés par la toxine.

Indications. — *Choléra.*

SÉRUM ANTICOQUELUCHEUX (Leuriaux).

Nature, préparation. — Culture du bacille coquelucheux (?). Immunisation d'animaux d'après la même méthode que pour les autres sérums.

Effets. — Atténuation des quintes et raccourcissement de durée de la maladie.

D'après Nobécourt, Variot, on n'a pas de résultats.

Indication. — *Coqueluche*. Cet essai semble resté
à l'état de tentative.

Sérum de Bordet et Gengou.

D'après ces auteurs, l'agent pathogène de la
coqueluche est un petit coccobacille qu'on peut
déceler dans l'expectoration des coquelucheux.
Ce microbe est agglutiné par le sérum de cheval
immunisé, plus que par celui des coquelucheux.

Le sérum des coquelucheux est néanmoins très
sensibilisateur.

Jusqu'ici le sérum de cheval immunisé n'a pas
donné de résultats assez pratiques[1].

SÉRUM ANTIDIPHTÉRIQUE.

Il existe aujourd'hui deux sérums antidiphté-
riques : un premier, le sérum antidiphtérique
antitoxique, sérum de Behring-Roux, d'emploi
usuel; mais aussi un second, le sérum antidiphtérique bactérien ou bactéricide, dont l'emploi
gagnerait à se généraliser. C'est le complément
du sérum usuel.

1° **Sérum antidiphtérique antitoxique.** —
Nature, préparation. — 1° Culture du bacille
diphtérique à 37°, dans un courant d'air humide
(Roux) ou d'oxygène (Aronson), dans du bouillon
de viande de cheval un peu faisandé, bouillon
alcalin, peptonisé à 2 p. 100.

---

[1] BORDET et GENGOU, Note complémentaire sur le microbe de la coqueluche (*Annales de l'Institut Pasteur*,
25 septembre 1907, p. 720-726).

La peptone est préparée avec la tunique muqueuse et musculeuse de l'estomac de porc.

2º La culture est filtrée sur un filtre en porcelaine non vernie (filtre Chamberland). Ce liquide contient le poison ou toxine diphtérique.

3º Deuxième partie de la préparation : injection au cheval, sous la peau du cou, d'abord de la solution de toxine affaiblie dans son pouvoir par l'addition d'une dose de solution iodo-iodurée, puis de solution toxique de moins en moins chargée d'iode et à doses de plus en plus fortes ; l'animal arrive à résister à des injections de grandes quantités de toxine pure.

4º Saignée, dont le sang reposé laisse séparer le sérum ; jusqu'ici durée des injections à l'animal d'environ quatre mois.

Voici, d'après Roux et Martin, le mode d'immunisation d'un cheval préparé en vue de la fourniture du sérum antidiphtérique.

La toxicité de la culture est telle que 1/10ᵉ de cc. peut tuer un cobaye de 500 grammes en quarante-huit heures.

Le premier jour on inocule au cheval sous la peau de l'encolure ou en arrière de l'épaule 1/4 de cc. de toxine pure additionnée de 1/10ᵉ de solution de Gram (iode, 1 gr. ; iodure de potassium, 2 gr. ; eau distillée, 300 gr.) : il ne se produit aucune réaction, ni locale, ni générale.

Le deuxième jour, on injecte 1/2 cc. du mélange et on continue la même injection tous les deux jours jusqu'au huitième. Le treizième et le quatorzième jour on injecte encore 1/2 cc. de la même toxine iodée : il ne se produit toujours pas de réaction.

On attend ensuite au dix-septième jour pour injecter 1/4 de cc. de toxine pure : il se produit alors un léger œdème sans fièvre, œdème qui se reproduit à chaque injection de toxine pure et toujours sans fièvre.

A partir du vingt-deuxième jour et tous les deux ou trois jours, on continue à injecter des doses croissantes de toxine pure qui atteignent 30 cc. vers le cinquantième jour. Trois jours après, la dose est portée à 60 cc. et on la maintient jusqu'au soixante-septième jour.

Le soixante-huitième jour, on lui inocule 90 cc., et le quatre-vingtième jour on lui inocule 250 cc.

Il se produit alors parfois de fortes réactions, au point qu'on peut être obligé d'injecter au cheval du sérum antidiphtérique. Puis on laisse le cheval se reposer une vingtaine de jours.

Avant de procéder à la saignée, on prépare les vases destinés à recueillir le sang : ce sont des bocaux de verre, cylindriques, d'une capacité moyenne de 3 litres, à chacun desquels est adapté un large couvercle de métal; ce couvercle est percé d'un trou pouvant laisser passer un tube en verre et recouvert d'un double capuchon de papier maintenu par une ficelle. Le tout est stérilisé à l'autoclave, comme d'ailleurs tous les instruments qui pourront être nécessaires. La saignée se faisant à la jugulaire, on rase la peau à cet endroit et on lave avec une solution de lysol ; on incise alors la peau seulement avec une lan-

cette, puis, au moyen d'un trocart muni de sa
canule et introduit dans l'incision, on ponctionne
la veine 1 centimètre au-dessous de l'ouverture
cutanée, de façon que les deux orifices ne coïn-
cident pas. Le trocart est retiré de sa canule à
laquelle on adapte, au moyen d'un ajutage spécial, un tube de caoutchouc d'environ 1 mètre
terminé par un tube de verre. Le sang s'écoule ;
en donnant alors de l'avoine au cheval amené à
jeun, ses mouvements de déglutition activent
l'écoulement. On reçoit le sang dans les vases en
perçant les deux couvercles de papier au moyen
du tube de verre. Quand un vase est plein, le
tube, pincé par une pince à forcipressure, est
retiré et on fait faire un léger tour au couvercle
de papier supérieur, de façon à empêcher toute
communication avec l'air extérieur.

Après quarante-huit heures de repos dans un
endroit sec, la coagulation est complète et on
décante le sérum surnageant le caillot, dans une
allonge stérilisée et spéciale avec un système
formant appareil à distribution automatique pour
le remplissage des flacons destinés au public
et qui sont, bien entendu, préalablement stérilisés.

A. **Sérum antidiphtérique desséché** (Bo-
kenham). — Extrait sec dans le vide.

Administration. — Au moment de s'en servir, on
dissout la tablette dosée dans l'eau tiède stérilisée
préalablement.

B. **Sérum antidiphtérique artificiel ou**

électrolytique (G. Smirnow)[1]. — On pourrait obtenir l'antitoxine artificiellement au moyen de l'électrolyse d'un bouillon de culture diphtérique.

Mode d'administration et technique. — La solution antitoxique se présente sous l'aspect habituel d'un liquide ambré, sans que rien puisse le faire distinguer à la vue d'un sérum quelconque.

Mode d'emploi. — INJECTIONS SOUS-CUTANÉES. — C'est habituellement par la voie sous-cutanée qu'on fait pénétrer l'agent médicamenteux dans l'organisme.

À cet effet, on a besoin d'une seringue facilement démontable et stérilisable, et d'une contenance d'environ 20 cc.

L'antisepsie de la région, paroi de l'abdomen, région interscapulaire, cuisse, étant assurée, la seringue aseptisée par l'ébullition dans l'eau bouillante ; on pousse le liquide sous la peau qui se soulève en boule d'œdème.

Si l'on n'avait qu'une seringue de faible capacité, on aurait le désagrément de la recharger à plusieurs reprises, l'aiguille laissée en place.

La seringue est retirée d'un mouvement brusque ; un petit tampon d'ouate, aggluliné par la gouttelette de sérum entraîné dans la manœuvre, suffit à obturer le petit orifice.

Le badigeonnage des fausses membranes avec le sérum aurait un résultat favorable (Martin).

---

[1] Dr L. CAVINS, *The Lancet*, 20 décembre 1902.

INJECTIONS INTRAVEINEUSES. — Elles font gagner six heures sur les injections sous-cutanées ordinaires et quatre heures sur les injections massives ou répétées [1]. Les indications des injections intraveineuses seraient :

1º Les formes malignes de la diphtérie ;

2º Les diphtéries compliquées de bronchopneumonie ou autres;

3º Les malades *in extremis;*

4º La toxémie diphtérique prononcée.

INJECTIONS INTRACÉRÉBRALES. — Elles seraient très efficaces, mais peu entrées dans la pratique.

La voie buccale et la voie rectale annulent presque l'action du sérum.

Doses du sérum antidiphtérique. — *Dose curative:* 10 à 20 cc. chez l'enfant.

Dans les cas graves, il y a indication de faire une *médication antidiphtérique intensive,* de forcer les doses et de les doubler même.

Répéter l'injection au bout de 12 ou 24 heures, une ou deux fois, puis attendre un peu.

Injecter le plus tôt possible, injecter d'abord une dose forte, injecter sans attendre l'examen bactériologique.

Chez l'adulte, 30 à 40 cc.

Dose prophylactique : 5 à 10 cc. selon l'âge.

Lorsqu'il existe une épidémie régnante quelconque

---

[1] L. CRUVEILHIER, De la valeur thérapeutique des injections de sérum dans la diphtérie suivant les doses et la voie de pénétration (*Annales de l'Institut Pasteur,* 1904).

soit de grippe, soit de rougeole, soit de scarlatine, la mortalité de la diphtérie augmenterait comme il résulterait des statistiques dressées depuis 1894 et la constatation des médecins des hôpitaux d'enfants (Sevestre). On peut éviter cette augmentation de la mortalité en augmentant la quantité de sérum injecté, comme le recommande L. Martin [1]. C'est une règle générale à adopter.

Donc, *lorsque existe une maladie épidémique régnante*, bien que le sujet n'en semble pas lui-même atteint, il faudra *faire d'emblée les injections de sérum antidiphtérique de 30 et 40 cc. de sérum* même chez l'enfant ; 60 cc. chez l'adulte.

Dans les cas de diphtérie grave, le sérum antidiphtérique *injecté dans les veines*, à doses élevées, jusqu'à 32000 unités, aurait une action supérieure au même sérum injecté seulement sous la peau. L'injection se pratique dans une des veines du pli du coude.

Chez une fillette, entre autres, qui avait reçu une injection sous-cutanée, se développa une broncho-pneumonie ; l'injection intraveineuse amena la guérison rapide non seulement de la diphtérie, mais aussi de la complication pulmonaire.

Mode d'action. — L'antitoxine contenue dans le sérum agirait en neutralisant la toxine produite par le bacille diphtérique (théorie chimique) ;

---

[1] L. MARTIN, Traitement de la diphtérie (*Société biologique*, 2 février 1907) et Principales causes de mortalité de la diphtérie depuis la sérothérapie. (Académie de médecine, 21 avril 1908).

ou mieux l'antitoxine actionnerait, stimulerait (stimuline) les cellules de l'organisme, de telle sorte qu'elles puissent résister à la toxine (théorie vitaliste).

Quoi qu'il en soit de l'hypothèse, l'injection est suivie, chez les sujets auxquels on l'a faite, de phénomènes qui manifestent ses effets.

Effets de la sérothérapie. — A. *Locaux*. — Localement les fausses membranes de la gorge, au bout d'un temps plus ou moins long, vingt-quatre à quarante-huit heures environ, diminuent, se désagrègent, disparaissent.

Du côté du larynx, on constate même amélioration, dévoilée par la plus grande facilité de la respiration.

Si la laryngite pseudo-membraneuse n'existe pas, elle ne se produit pas après l'application du traitement par le sérum.

B. *Généraux*. — La température, le pouls, la respiration, augmentés au-dessus de la normale, tendent à descendre vers celle-ci, plus ou moins rapidement selon les cas, parfois après une ascension passagère.

La transformation favorable du faciès frappe le plus les observateurs.

L'albuminurie serait modifiée en bien, quoique à ce sujet il y ait peut-être quelques réserves à faire. Les accidents graves signalés ont justement porté sur des reins, mais on n'a pas toujours fait la juste part de ce qui revient au sérum et de ce qui dépend de la diphtérie.

Résultats statistiques. — La sérothérapie se présente sous un jour très favorable. La mortalité, d'après la moyenne des statistiques publiées, n'excède guère 12 à 15 p. 100, au lieu de 40 p. 100 et plus, comme on l'enregistrait jadis.

La trachéotomie, qui ne donnait guère plus de 30 p. 100 de survie, en donne aujourd'hui 70 p. 100 : c'est la proportion renversée.

Le pourcentage de l'intubation subit la même modification heureuse. De plus on peut, le plus souvent, substituer l'intubation à la trachéotomie, par suite du peu de durée des accidents de croup.

Inconvénients et accidents. — A. *Locaux.* — Du chef de l'injection, on a noté quelques abcès ou phlegmons. Une antisepsie rigoureuse de la peau, une asepsie soigneuse des instruments doivent parer à ces complications.

B. *Généraux.* — *Fièvre, phénomènes pseudo-méningitiques.* — L'activité de l'antitoxine peut se manifester par de la réaction fébrile; dans quelques cas, par de l'agitation et du délire, ainsi que par des convulsions, qui simulent la méningite, mais qui aboutissent à la guérison.

Troubles cardiaques. — Action dépressive sur le cœur du sérum antitoxique, mais modérée.

Troubles gastro-intestinaux. — Les vomissements et la diarrhée ont été signalés.

d. *Arthropathies.* — Soit sans fièvre, soit avec fièvre quelquefois même 40° passés, peuvent apparaître des poussées du côté de diverses articulations; parfois l'aspect reproduit le rhumatisme articulaire aigu, mais limité à peu de jointures.

Erythèmes. — Une des conséquences assez fréquentes de l'injection de sérum consiste dans l'apparition d'érythèmes de nature diverse : précoces, ils doivent être attribués au liquide injecté ; tardifs, ils dépendent du streptocoque surajouté. Ortiés, scarlatiniformes, morbilliformes, ces érythèmes revêtent souvent l'aspect de l'érythème polymorphe, souvent avec mélange d'éléments ortiés. On a observé le purpura avec ou sans épistaxis, et l'érysipèle même.

Néphrites. Anurie. — La sérothérapie porterait peut-être atteinte aux reins, et certains auteurs l'accusent de provoquer assez souvent la néphrite. On n'a peut-être pas assez fait la part qui revient dans ce processus à la diphtérie elle-même, et celle qui appartient à la toxine.

Le *sérum chauffé* donnerait lieu à bien moins d'accidents.

L'*anaphylaxie*, c'est-à-dire la susceptibilité plus grande du sujet au sérum antidiphtérique, créée par une injection antérieure, ne semble guère se vérifier dans la pratique, sauf peut-être, mais sans entraîner de phénomènes graves, chez les sujets atteints d'urticaires postsériques chez qui, on note de la séro-précipitation, c'est-à-dire que leur sérum précipite *in vitro* par le sérum de cheval.[1]

---

[1] B. WEIL-HALLÉ et H. LEMAIRE, Caractères de l'immunité passive conférée par la sérumthérapie (*Presse médicale*, n° 41 — 20 mai 1908).

Indications thérapeutiques. — *Diphtérie*, comme usage curatif.

Le sérum antitoxique n'est que le spécifique de la diphtérie vraie à bacille de Löffler.

Il a son maximum d'effet dans les cas traités dès le début, dans les diphtéries non associées. Dans les angines d'emblée toxiques, il semble peu actif (Variot).

Dans les diphtéries mixtes (bacille de Löffler et autres microbes), son action se montre beaucoup moins efficace.

Dans les angines pseudo-membraneuses non diphtériques (angines à streptocoques, à staphylocoques, à pneumocoques, etc.), l'antitoxine ne porte pas. Le remède est spécifique, mais non panacée.

Paralysie diphtérique. — Le rôle du sérum antidiphtérique vis-à-vis de la paralysie diphtérique doit s'envisager à deux points de vue : rôle prophylactique, rôle curatif.

Rôle prophylactique. — Le raisonnement peut faire penser que si l'on annihile l'action de la toxine diphtérique par les injections de sérum, on doit pouvoir supprimer les accidents causés par cette toxine et, parmi ces accidents, la paralysie.

On crut, par la statistique, pouvoir avancer le contraire. Il s'agissait d'une interprétation fausse de la statistique. En effet, le Dr F.-J. Woollacott[1] a montré qu'au Fever Hospital de Londres

---

[1] F. J. Woollacott, Diptheric paralysis in cases treaded with antitoxin (*The Lancet*, 1900, n° 34-65).

la proportion de paralysies diphtériques qui est de 11,4 0/0 de 1892 à 1894, monte à 12,6 0/0 en 1898, avec l'emploi du sérum ; mais, d'un autre côté, la mortalité s'abaisse de 38,8 0/0 à 15,9 0/0. Les 12,5 0/0 de paralysie diphtérique doivent donc se répartir sur une population hospitalière de plus du double qu'antérieurement, elle s'abaisse donc en réalité à moins de 6 0/0. Même constatation, de la part du Dr A. Sevestre[1] et du Dr L. Concetti (de Rome), de plus, plus de cas légers que de cas graves.

Par conséquent, l'application rigoureuse du traitement de la diphtérie par les *injections précoces et copieuses de sérum antidiphtérique* a toutes les chances de diminuer le nombre et la gravité des cas de paralysie diphtérique.

Rôle curatif. — En est-il de même quand la paralysie a déjà fait son apparition ?

Théoriquement il semblerait que non. Le sérum devrait se montrer impuissant, puisqu'il n'a pu être préventif. Il ne pourrait avoir un pouvoir rétroactif. Il ne pourrait après coup détruire les dégâts d'une toxine non encore neutralisée. La situation serait ici la même que dans la syphilis, où le mercure ne peut refaire les éléments anatomiques détruits.

Toutefois, si l'on se rapporte aux recherches du

---

[1] A. Sevestre, Le Traitement de la diphtérie après le sérum antidiphtérique à l'hôpital des Enfants-malades de Paris (*Compte rendu du XIIe congrès int. de méd., Moscou,* 1897, t. III, p. 228).

Dr Rist, il faudrait dans les paralysies diphtériques établir deux catégories. Certaines paralysies résulteraient de l'action de la toxine, certaines autres seraient causées par les corps microbiens eux-mêmes, débarrassés de la toxine. Or, comme le sérum n'agit d'une façon générale et pour un temps que comme antitoxique, il n'a nul pouvoir sur le microbe lui-même; il s'ensuit que celui-ci continue à vivre et peut encore traduire sa nocivité sur le système nerveux soit par lui-même, soit lorsque le traitement sérique a épuisé son action, au bout de trois semaines environ. On comprend, de cette façon, que certaines paralysies pourront être arrêtées dans leur extension par le sérum.

C'est ce qu'ont montré des faits cliniques dont le nombre se multiplie [1].

Ce nombre commence à faire corps, et J. Comby [2] s'est occupé de bien mettre au jour

---

[1] Ch. Monmour, Des paralysies diphtériques dans leurs rapports avec la sérothérapie (*Société de médecine de Bordeaux*, 9 février 1900. *Journal de médecine de Bordeaux*, n°s 15 et 16, 15 et 22 avril 1900, p. 277-294). — Th. Dague, Contribution à l'étude clinique des paralysies diphtériques dans leurs rapports avec la sérothérapie (Thèse de Bordeaux, 1900). — L. Monquo, Paralisis difterica generalizada y grave, curada por la injection de suero (*Revista medica del Uruguay*, mars 1900).

[2] J. Comby, Cinq observations (*Archives de médecine des enfants*, juillet 1904). — Paralysie diphtérique tardive guérie par le sérum de Roux (*Société de pédiatrie*, avril 1906). Traitement des paralysies diphtériques par le sérum de Roux (*Société médicale des hôpitaux*,

cette *action curative du sérum antidiphtérique sur les paralysies diphtériques.*

D'où *cette règle pratique :* Quand, dans le cours d'une diphtérie, on soupçonne l'apparition de quelques phénomènes parétiques, *faire dès le premier soupçon de paralysie diphtérique une injection de sérum antidiphtérique.*

Si l'on est *appelé tardivement,* on ne doit qu'encore plus *se hâter de faire l'injection* à haute dose et la répéter.

Doses. — D'après la pratique de J. Comby, chez les enfants on injecte 10 à 20 cc., et l'on répète l'injection trois, quatre et même six jours de suite.

J. Comby a eu 13 guérisons sur 13 cas.

Voici, du reste, les conclusions du D‍ʳ J. Comby sur le traitement des paralysies diphtériques par le sérum de Roux :

I. — Tout malade, enfant ou adulte, atteint de paralysie diphtérique, récente ou ancienne, légère ou grave, localisée ou généralisée, doit être immédiatement soumis aux injections de sérum antidiphtérique.

II. — Les injections seront répétées en série plusieurs jours de suite (3, 4, 5, 6 jours), suivant

---

17 mai 1907). —Mournière, 18 cas (Thèse de Paris, 1905). — Chambon, *Année médicale de Caen,* mai 1905. — Sigard et Barbé, *Paralysie diphtérique généralisée progressive traitée par des injections répétées de sérum antidiphtérique, guérison. Absence d'anaphylaxie (Soc. méd. des hôpitaux,* 26 nov. 1907).

la gravité des cas, l'expérience clinique ayant
montré l'efficacité de cette façon de procéder.

III. — Les doses employées seront de 10 à 20 cc.
de sérum de Roux par injection, la dose totale
pouvant atteindre 60, 70, 80 cc. et même au delà.

IV. — Cette sérothérapie intensive et réitérée
n'offre aucun inconvénient. Elle est applicable à
toutes les catégories de malades, et à toutes les
formes de la maladie; elle doit intervenir dans
tous les cas, même dans ceux qui auraient été
traités préalablement par le sérum, à la phase
angineuse.

V. — Sur 13 cas de paralysies diphtériques traités par le sérum de Roux depuis 1902, j'ai obtenu
13 guérisons complètes et rapides, sans aucun
insuccès. Parmi ces 13 malades, 7 avaient été
injectés lors de l'angine diphtérique et 6 n'avaient
pas été soumis à la sérothérapie.

VI. — Malgré l'emploi réitéré, et coup sur coup,
de doses assez considérables de sérum de Roux,
les accidents dus au sérum (éruptions, etc.), d'ailleurs bénins, ne se sont montrés que deux fois.
Cette proportion ne dépasse pas sensiblement la
moyenne.[1]

Mais restent les *paralysies* non plus toxiques,
mais *microbiennes*, non plus effet de la toxine
diphtérique, mais du microbe. Celles-là ne peuvent
être influencées par aucune injection de sérum
antitoxique; pour les prévenir et les guérir si

----

[1] *Soc. médic. des Hôp.*, juin-juillet 1906.

elles sont apparues, il faut recourir au sérum antidiphtérique antimicrobien de Louis Martin.

Cliniquement, on n'a guère que quelques vagues présomptions pour différencier l'une et l'autre catégorie de paralysies diphtériques. Il semble donc qu'au point de vue pratique, il y aurait avantage à *associer les deux sérums*[1].

On ne voit même pas la raison qui fait que, dans la pratique actuelle, on s'en tienne habituellement au seul sérum antitoxique, non seulement dans le traitement des paralysies des diphtériques, mais dans le traitement de la diphtérie en général : le sérum antitoxique détruit la toxine en circulation, le sérum antimicrobien détruit le bacille diphtérique lui-même *in situ*.

AUTRES APPLICATIONS DU SÉRUM ANTIDIPHTÉRIQUE ANTITOXIQUE.

En dehors de la diphtérie, le sérum antidiphtérique fournit d'autres applications.

On l'emploie dans certaines affections oculaires, diphtérie oculaire, conjonctivite granuleuse, ulcère infectieux (Darier)[2], asthme, tétanos, gangrène, ozène, coqueluche, pneumonie (Talamon), lèpre.

C'est le sérum antidiphtérique habituel dont on se sert à l'effet de combattre les *hémorragies*,

---

[1] DOPTER, NETTER, Discussion à la *Société médicale des hôpitaux,* 17 mai 1907.

[2] DARIER, Injections oculaires graves traitées par le sérum antidiphtérique (*Société d'ophtalmologie de Paris,* 2 juillet 1907).

comme *sérum antihémorragique,* et en particulier dans l'hémophilie, comme *sérum antihémophilique.*

Mode d'administration. — On l'utilise extra et intra.

Ainsi le Dr Broca[1], dans un cas d'hémorragie chez un hémophilique à la suite d'avulsion dentaire, obtura l'alvéole à l'aide d'un tampon imbibé de sérum antidiphtérique et fit l'injection souscutanée simultanée de 20 cc. de sérum.

Pour l'emploi local, les détails varieront selon la région de l'application.

Pour l'administration interne, il n'y a rien de particulier à remarquer. Ce sont les règles habituelles des injections sous-cutanées de sérum antidiphtérique.

Le sérum antidiphtérique a été employé avec succès contre le *goitre exophtalmique*[2].

Comme *usage prophylactique,* on doit injecter le sérum dans les agglomérations surtout d'enfants, hôpitaux (services de rougeole, de scarlatine), pensionnats et même dans les familles (Netter, Guinon, Richardière, etc.).

2° Sérum antidiphtérique antimicrobien (L. Martin)[3].

Principe de la méthode. — Au lieu de s'attaquer

---

[1] Broca, Traitement des hémorragies par les sérums chez les hémophiliques (*Société de chirurgie,* 13 mars 1907).

[2] Burkard, Traitement du goitre exophtalmique par le sérum antidiphtérique (*Journal american medic. Association,* 3 nov. 1906).

[3] L. Martin, *Annales de l'Institut Pasteur,* 1904.

aux toxines produites par les bacilles diphtériques,
on cherche à détruire les bacilles eux-mêmes.

Nature et mode de préparation. — Comme pour
le sérum antidiphtérique antitoxique, on part
d'une culture de bacille diphtérique; mais, au
lieu de se débarrasser des microbes et de n'injecter que les toxines atténuées, on injecte la culture atténuée à dose minime, puis plus virulente.

Même préparation aseptique du sérum.

On le concentre jusqu'à le dessécher. Il s'offre
donc solide, en poudre. On en fabrique des pastilles.

Doses. — Faire sucer, sans avaler, douze pastilles par jour, une par heure.

Supprimer tout lavage, tout gargarisme, qui
diluerait le sérum et en entraverait l'action.

Pour les fosses nasales, insufflation de sérum desséché. Il y a intérêt à ce qu'il soit très finement
pulvérisé.

Résultats. — Dans un délai maximum de cinq
jours, les bacilles diphtériques disparaissent de
la gorge (Dopter)[1]. Rares seraient les récidives.

Dans les fosses nasales (Lermoyez), les résultats
seraient moins prompts et moins complets, par suite
de la difficulté de bien tapisser la muqueuse avec
la poudre; mais on peut améliorer la technique.

---

[1] DOPTER, Action locale du sérum antidiphtérique (Société médicale des hôpitaux, 31 mars 1905).

SÉRUM ANTIDYSENTÉRIQUE[1].

Principe de la méthode. — La dysenterie bacillaire ayant son microbe pathogène aujourd'hui reconnu, on a cherché à obtenir un sérum capable de guérir les dysentériques.

Nature et mode de préparation. — Culture préalable du bacille de la dysenterie sur milieu approprié.

On immunise le cheval, comme pour le sérum antidiphtérique.

Doses. — Dans le *cas d'intensité moyenne*, on peut se contenter d'injecter 20 à 30 cc.

Dans les *cas graves*, on doit recourir d'*emblée* aux doses de 40, 60 et 80 cc. jusqu'à 100 cc.

Au cas où les premières injections n'ont pas amené une réduction suffisante de la maladie, il y a *indication formelle* à répéter les injections même tous les jours.

Comme pour les sérums en général, comme pour le sérum diphtérique en particulier, on doit espérer un résultat d'autant plus favorable qu'on a institué la méthode d'une façon précoce.

Les injections de sérum antidysentérique, même faites plus tardivement, amènent encore des guérisons[2]. Si donc il y a intérêt à agir de bonne

---

[1]. VAILLARD et DOPTER, La Sérothérapie dans le traitement de la dysenterie bacillaire (*Académie de médecine*, 9 avril 1907). — DOPTER, Sérothérapie de la dysenterie bacillaire (*Congrès de médecine*, Paris, 1907, 9ᵉ session).

[2] F. WIDAL, VINCENT, VAILLARD (*Académie de médecine*, 9 avril 1907. — Discussion).

heure, il n'est jamais trop tard pour injecter le
sérum.

Donc : 1° *Injecter le plus tôt possible :*

2° *Injecter des doses suffisantes.*

Effets. — Parfois dès les premières vingt-quatre
heures, parfois aussi seulement après plus longtemps, cinq, dix ou quinze jours, on voit les selles
perdre leur nature dysentérique ; la température
revient vers la normale ; diminution, puis cessation des douleurs abdominales.

Résultats. — Sur 243 cas traités par Vaillard et Dopter, dont 200 chez des adultes et des
enfants et 43 chez des aliénés, il y a eu sur les
200 premiers 10 morts, soit 5 p. 100 ; cependant
99 étaient très sérieusement atteints. Les aliénés
ont fourni une statistique moins bonne. Du reste,
bien des sujets n'ont pu être traités que tardivement, alors qu'ils étaient plongés dans l'adynamie
profonde ou atteints de complications graves, bronchopneumonie, septicémie, péritonite hémorra-
gique.

SÉRUM DYSENTÉRIQUE POLYVALENT.

Principe de la méthode. — Pour préparer le
précédent sérum, on utilise seulement le bacille
de Shiga. Or, la flore bactérienne de la dysenterie
comprend deux groupes de microorganismes, les
bacilles du groupe de Shiga, ceux du groupe de
Flexner.

Les bactériologistes ont pu discuter sur l'auto-
nomie réelle de ces deux groupes ; en pratique,
ils offrent cependant assez de différence.

Pour le sérum antidysentérique polyvalent, on part d'une culture de chacun des groupes[1].

Nature, mode d'administration du médicament. — Mêmes applications que pour le sérum monovalent.

Indication. — Dysenterie bacillaire en général, mais principalement des enfants, causée en majorité par les bacilles du groupe Flexner.

SÉRUM ANTIHÉMOGLOBINURIQUE [2].

Principe de la méthode. — Modifier la constitution sanguine par introduction d'un sérum antihémolysant.

Nature de la médication et préparation. — On prépare un sérum d'animal en injectant à celui-ci des doses massives de sérum humain en trois ou quatre injections à intervalles espacés. On recueille le sérum de l'animal avec les précautions habituelles.

Doses. — 25 cc. de sérum à la fois.
Répéter toutes les quatre semaines.

Indication. — Hémoglobinurie, hémorragies diverses (voir *sérum antidiphtérique,* p. 244).

SÉRUM ANTIMÉNINGITIQUE.

Dans deux cas de méningites, l'un à méningo-

---

[1] P. Coyne et B. Arché, Sérum antidysentérique polyvalent (*Académie de médecine,* 2 octobre 1907).

[2] Widal et Rostaine, Sérum antihémoglobinurique (*Société de biologie,* 18-25 février, 4 mars 1905).

coques, l'autre à diplocoques, Radman[1] a eu l'idée d'injecter au malade 25 cc. de liquide céphalo-rachidien soustraits par la ponction rachidienne.

SÉRUM ANTIPESTEUX.

Principe de la méthode. — Immunisation par un sérum d'animaux immunisés (Yersin).

Nature du médicament, préparation. — 1° Culture du bacille pesteux en un sac de collodion dans le péritoine des cobayes, et ensemencement dans la gélatine à 1/2 p. 100 (Roux).

2° Injection de la culture aux chevaux, à plusieurs reprises, après réaction fébrile.

3° Prise de sérum au bout d'un an ; plus tôt, il n'est que préventif et non curatif.

Mode d'administration. — Injections sous-cutanées.

Doses. — *Préventif :* 10 cc. tous les dix jours.
Curatif : 20 à 30 cc. d'un coup. Renouveler jusqu'à effet.
Injecter le plus tôt possible.

Effets. — Disparition de la fièvre, diminution des ganglions.
Guérison : 70 p. 100.

Indication. — *Peste.*

---

[1] Radman, Emploi auto-sérothérapique du liquide céphalo-rachidien dans la méningite cérébro-spinale (*Münchner medizinische Wochenschrift,* 2 juillet 1907).

SÉRUM ANTIPNEUMONIQUE.

Principe de la méthode. — L'idée est d'arriver à donner l'immunité par l'injection de produits provenant du pneumocoque.

Nature de l'agent thérapeutique. — Tantôt on recourt au sérum d'animal préalablement immunisé, tantôt on prend celui d'un convalescent pneumonique.

A. Sérothérapie animale. — **Nature de l'agent thérapeutique, préparation.** — On immunise un animal par des procédés qui peuvent varier.

La pneumotoxine (Foa, G. et F. Klemperer), obtenue par la précipitation des cultures à l'aide de sulfhydrate d'ammoniaque ou d'alcool absolu, injectée en solution à petites doses et modifiée par la chaleur, produit presque sans réaction l'immunité chez les lapins.

Le même résultat s'obtient par des inoculations répétées du virus atténué vieux ou de faibles doses de virus fort.

Les produits antitoxiques ne se développent qu'après quelque temps.

On peut utiliser aussi (Lava) des extraits glycérinés d'organes d'animaux immunisés.

Mode d'administration. — Injection sous-cutanée.

Dose. — 4 à 9 cc. de sérum de sang de lapin immunisé ou d'extrait de viscères, ou 4 à 5 cc. de sérum de chien dans les mêmes conditions.

Mode d'action. — Celui des sérums immunisés.

Effets. — A. *Locaux*. — Presque nuls.

B. *Généraux.* — L'influence du sérum se marque sur le pouls, qu'il modère.

La résolution apparaîtrait hâtivement.

B. Sérothérapie humaine (Audeoud). — Nature de l'agent thérapeutique, préparation. — Il s'agit plutôt d'hémothérapie.

Du sang est extrait de la veine, au pli du coude, chez un convalescent.

Mode d'administration. — A l'aide d'une seringue de Pravaz stérilisée, ce sang en nature est injecté au pneumonique en traitement. Audeoud a pratiqué aussi la transfusion directe.

Lieu de l'injection. — Tissu cellulaire de la cuisse.

Dose. — 2 à 3 cc.

Effets. — La crise pneumonique succéderait à l'injection au bout de treize à quinze heures, et la chute définitive est hâtée.

SÉRUM ANTIRABIQUE.

Principe de la méthode. — Ce n'est qu'une application à la rage de la méthode générale des sérums d'animaux immunisés par injections de virus.

Mode de préparation. — A des moutons on fait chaque semaine une injection intraveineuse d'une certaine quantité d'émulsion filtrée d'encéphale de lapin rabique. On peut obtenir un sérum plus actif (A. Marie[1]) en forçant les doses d'émulsion

---

[1] A. MARIE, De l'activité des sérums antirabiques (*Société de biologie*, 2 février 1907).

et en rapprochant les inoculations. On prépare ainsi un sérum dont 1 cc. neutralise jusqu'à 40 fois son volume d'émulsion virulente centési male. Les moutons ainsi préparés avaient reçu de 20 à 50 encéphales de lapins rabiques.

Mode d'action et effets. — Ce sérum renforcé n'a pas de pouvoir névrotoxique pour le lapin.

Administré seul aux animaux, il ne possède qu'une action préventive retardante sur l'évolution de la rage.

SÉRUM ANTISTAPHYLOCOCCIQUE (Capman).

Préparation. — Injections aux animaux de toxine staphylococcique ou leucocytine (Van der Velde).

Mode d'action. — Empêche la leucocytine d'altérer les leucocytes.

Indications. — Toutes les affections à staphylocoques.

SÉRUM ANTISTREPTOCOCCIQUE.

Principe de la méthode. — Utiliser contre les affections streptococciques un sérum immunisé contre la streptococcie.

Nature de l'agent médicamenteux. — Le sérum employé provient d'animaux : chevaux, ânes, préalablement immunisés par des inoculations de cultures virulentes de streptocoque.

Dose. — On emploie chez l'adulte de 10 (Marmorek) à 20, à 60 cc. (H. Roger, Charrin), et chez l'enfant 5 cc., ou on utilise un sérum desséché en tubes de 10 cc.

Mode d'action. — D'après les expériences de H. Roger, le sérum antistreptococcique n'agirait pas sur l'organisme, il porterait son action sur le microbe, action atténuante ou empêchante, suivant la dose et les conditions du moment.

Effets. — Sous l'influence du sérum antistreptococcique, la marche des affections à streptocoque subit un arrêt qui mène à la guérison; l'*action préventive* serait plus *manifeste*.

La température baisse, parfois assez rapidement, mais aussi seulement après un certain temps, trente-six heures par exemple, et reste à la normale au bout de soixante heures.

Les autres symptômes généraux s'amendent de même.

La rétrocession des lésions locales suit; dans la fièvre puerpérale, les lochies fétides redeviennent normales; dans l'érysipèle, la plaque cutanée se rétrécit; dans les angines à fausses membranes, celles-ci ne se reproduisent plus, n'envahissent plus et se détachent.

Indications. — Toutes les infections à streptocoques, et en particulier *fièvre puerpérale, érysipèle* des adultes, *érysipèle* des nouveau-nés, *angines pseudo-membraneuses à streptocoques*.

On a essayé dans le *cancer*, mais principalement en injections dans le néoplasme même (Emmerich).

On a montré la guérison du *charbon* chez les cochons d'Inde.

Le *lupus*, la *tuberculose*, la *morve*, la *syphilis* même ressortiraient à ce sérum.

On l'injecterait préventivement contre les complications de la rougeole, de la scarlatine.

SÉRUM ANTISYPHILITIQUE. — A. Sérothérapie animale (P. Tommasoli).

Principe de la méthode. — La syphilis semblant bien être une maladie essentiellement de l'homme ou des singes, on a pensé que le sang des autres animaux possède un pouvoir bactéricide pour le virus syphilitique.

Nature de l'agent médicamenteux. — Sang d'agneau, de veau, de chien ou de lapin, dont on recueille aseptiquement le sérum.

Mode d'administration. — Voie sous-cutanée.

Lieu d'élection. — A la fesse.

Dose. — Injections renouvelées, mais espacées, de 2 à 8 cc. chacune, parfois tous les jours, ou bien tous les deux ou trois jours.

Mode d'action. — Le sérum animal créerait un état réfractaire.

Effets. — A. *Généraux*. — Après l'injection, *ascension* thermique pouvant atteindre 40°. Cette réaction fébrile dure peu. Parfois le malaise, la céphalalgie, qui peuvent apparaître quelques heures après l'injection, par suite de l'existence de la fièvre, simulent l'influenza.

On a noté des signes de dépression, avec sensation de faiblesse, pâleur de la face ou shock.

B. *Locaux*. — Localement, il peut se former un peu d'induration.

Des éruptions ortiées apparaissent à la peau.

Résultats. — Les accidents syphilitiques s'amenderaient et disparaîtraient rapidement (Tommasoli, Ed. Cottorel), sans qu'on adjoigne aucun autre médicament, ni mercure, ni iodure. La guérison serait durable. La méthode a été contestée (Kulmann, Mazza).

B. **Sérothérapie humaine** ou **syphilotoxique** (Pellizari). — Principe de la méthode. — Le sérum provenant du sang d'un syphilitique est supposé bactéricide.

Nature de l'agent médicamenteux. — On tire du sang à des sujets syphilitiques, et l'on en prend le sérum exsudé (Pellizari).

Un autre procédé consiste à faire d'abord passer ce sérum par un animal, dont on extrait du sang et du sérum (Mazza). Cette manière de faire combine les deux méthodes de sérothérapie (Ch. Richet).

On fait l'injection huit jours après l'inoculation du chien.

Dose. — Injections répétées tous les trois jours, puis tous les jours, à la dose de 1/2 à 1 cc. chaque fois.

Effets, résultats. — Encore à l'étude.

SÉRUM ANTISYPHILITIQUE DE QUÉRY.

Principe de la méthode. — D'après les recherches

personnelles de Quéry[1], le tréponème pâle ne serait pas la forme primordiale de l'agent spécifique de la syphilis. Cet agent pathogène serait un bâtonnet qui se reproduit par sporulation, et dont le spirille de Schaudinn et Hoffmann n'est qu'une forme d'involution. Des résultats analogues à ceux obtenus par Quéry ont été publiés par Leuriaux et Geest, Bertarelli et Volpino, Benda, Krzyzstalowicz et Siedlecki.

Pour obtenir un sérum immunisant, c'est donc de ce bâtonnet que part Quéry.

Nature de l'agent thérapeutique et mode de préparation. — Pour préparer ce sérum organique, on immunise les animaux au moyen de bouillons de culture filtrés et atténués suivant le procédé usité pour la préparation du sérum antidiphtérique. C'est le singe qui sert d'animal de préparation.

Au lieu d'atténuer ces bouillons de culture au moyen d'un agent chimique quelconque, Quéry commence par injecter des doses minimes de bouillon simplement filtré à la bougie de porcelaine, et arrive progressivement à injecter des doses de plus en plus fortes, proportionnellement au volume de l'animal en expérience.

Au début, on utilise des cultures anciennes, moins virulentes; on termine en injectant des bouillons à peine âgés de quarante-huit ou de vingt-quatre heures, c'est-à-dire très virulents.

---

[1] Quéry, Sur le microbe de la syphilis (*Société de biologie*, 9 mars 1907).

Pendant toute la préparation, on surveille l'animal injecté et l'on continue à le surveiller pendant un mois. On le suralimente. Après ce temps, on le saigne à blanc, au niveau de la carotide gauche, avec toutes les précautions d'absolue antisepsie. Le sang recueilli au moyen d'un fin trocart, dans un flacon stérilisé, le sérum se sépare, dans les vingt-quatre heures, du coagulum; on le recueille au moyen d'une pipette Chamberland stérilisée; on l'introduit par le vide dans des ampoules d'un centimètre cube, également stérilisées au préalable, et scellées ensuite à la lampe pour être employées au moment du besoin.

Ainsi préparé, absolument pur, tel que le fournit la carotide de l'animal, sans addition d'aucun produit conservateur, non plus que d'aucun autre agent thérapeutique, c'est un liquide limpide, légèrement opalescent, jaune citron, très fluide, se troublant à partir de 45° et se coagulant complètement entre 75 et 80°.

Certaines variétés de singes fournissent un sérum plus actif que certaines autres variétés.

Mode d'administration. Doses. — Ce sérum s'injecte sous la peau.

Ces *injections hypodermiques* se pratiquent *quotidiennement* à la dose de 1 cc. jusqu'à 5 cc. et 10 cc.

On peut les renouveler jusqu'à vingt-cinq fois.

Effets. — Localement, parfois un peu d'érythème et des démangeaisons, qui ne se prolongent pas au delà de vingt-quatre heures en général.

Au point de vue général, H. Hallopeau[1] a observé une modification profonde de la courbe d'élimination des éléments normaux de l'urine. La déperdition en matières minérales, et en phosphates en particulier, diminue.

Résultats. — Sur vingt malades traités par Hallopeau, voici les résultats obtenus au point de vue de l'action antisyphilitique :

Les injections faites sur des sujets atteints de syphilides secondaires ou tertiaires ont donné chez tous une amélioration d'ordinaire assez lente, mais progressive, au moins dans une partie de leurs manifestations; les syphilomes hypertrophiques de la vulve et les péri-onyxis se sont montrées rebelles, comme ils le sont d'ailleurs au traitement mercuriel. D'autre part, un des malades a été atteint, malgré le traitement, d'une iritis ; de pareils faits s'observent également pendant une cure hydrargyrique.

Les améliorations survenues ne peuvent être mises au compte de l'évolution normale de la maladie, car on les a constatées tout à fait au début de syphilides secondaires; l'action a été plus rapide sur certaines syphilides tertiaires serpigineuses que sur les papules secondaires.

Ces améliorations indiquent, en toute évidence, une action de ce sérum sur l'évolution de la syphilis.

---

[1] H. Hallopeau, Sur le sérum de Quéry et son emploi dans le traitement de la syphilis (*Comptes rendus de la Société de biologie*, 21 décembre 1907).

Mode d'action. — D'après Quéry, l'action du sérum serait spécifique.

H. Hallopeau pense plutôt « que les troubles apportés par ces injections dans la crase sanguine font de l'organisme un milieu de culture moins favorable au développement du parasite et amènent ainsi l'atténuation de ses manifestations ».

On aurait là un moyen de modifier l'agent spécifique.

Il faut attendre de l'expérience ultérieure le jugement définitif de cette méthode.

Pratiquement, Hallopeau conseille d'associer cette médication nouvelle avec le traitement spécifique ancien, mercure et iodure, ainsi que le traitement plus récent à l'atoxyl, pour « faire flèche de tout bois ».

SÉRUM ANTITÉTANIQUE.

Principe de la méthode. — Application au cas particulier du tétanos de la méthode générale de la sérothérapie. On cherche, par le sérum d'animaux immunisés contre le tétanos, à arrêter la maladie.

Nature de l'agent thérapeutique. Préparation. — La culture tétanique filtrée contient le poison tétanique. Il faut d'abord obtenir un animal immunisé, soit en choisissant la poule, espèce réfractaire, et en lui inoculant de fortes doses de poison tétanique, soit en prenant des animaux non réfractaires qu'on immunise. On y arrive par des injections progressives de poison tétanique mélangé au trichlorure d'iode, ou à la solution de Gram, à raison de 5 de poison pour 1 de solution.

Mode d'administration. — Injection sous-cutanée, injection intra-veineuse, injection intra-rachidienne et même intra-cranienne (Demoulin, Delbet).

Dose. — 10 cc. comme préventif; beaucoup plus comme curatif (?), 50 et 100 cc.

Effets. — Jusqu'ici, *action préventive* seulement, dont certains même discutent la valeur réelle, faute de critérium (Reynier)[1], mais qui semblerait cependant jugée assez favorablement à l'aide des statistiques (Bazy, Demoulin); *action curative* plus problématique, mais cependant envisagée comme réelle d'après certains faits (Guinard)[2]. Voir : *Injections intranerveuses* (p. 31).

Toutefois, on doit noter que depuis l'usage prophylactique du sérum antitétanique dans la pratique vétérinaire, le tétanos a disparu de celle-ci.

Indications. — Le *tétanos*, mais il faut agir *le plus tôt possible*. Comme préventif dans les plaies souillées par des chevaux.

Étant donné le doute qui plane encore sur l'efficacité, tant prophylactique que curative, du sérum antitétanique, il faut, dès l'apparition du moindre signe, même frustre, de tétanos, joindre aux injections dont on continue la pratique l'administration de l'hydrate de *chloral à haute dose*, c'est-à-

---

[1] *Société de chirurgie*, discussion, 16 avril 1907 et 17 juillet 1907.

[2] GUINARD (*Société de chirurgie*, 9 avril 1907).

dire 12 à 18 gr., au moins (Reynier), avec en plus isolement loin du bruit et de la lumière.

Au sujet de l'action du sérum antitétanique, Delbet[1] a fait une remarque importante, qui est la suivante : le sérum antitétanique appartient à la catégorie de sérum antitoxique; il neutralise l'action de la toxine sur le système nerveux, mais il laisse persister le bacille tétanique. Cette neutralisation de la toxine ne s'exerce pas au delà d'une huitaine à une dizaine jours, grand maximum.

La protection ne dure donc que pendant ces dix jours au plus. D'où la conclusion de Delbet de *répéter les injections tous les huit jours* jusqu'à cicatrisation complète de la plaie. Même conclusion de Vincent[2].

SÉRUM ET LAIT ANTITHYROIDIEN.

Principe de la méthode. — Elle paraît résulter des faits suivants :

1º Il existe un réel antagonisme entre le myxœdème et le goitre exophtalmique ;

2º Une toxine existant dans le myxœdème aurait son antitoxine en excès dans le goitre exophtalmique; on a donc cherché un traitement physiologique et pathogénique dans ce sens.

Mode de préparation et nature de la médication.

---

[1] Delbet, Suite de la discussion sur le tétanos (*Société de chirurgie*, 24 avril 1907).

[2] Vincent, L'Étiologie du tétanos et sa prophylaxie (*Académie de médecine*, 15 octobre 1907).

— On prépare des animaux : mouton, chèvre, auxquels on enlève le corps thyroïde.

Six semaines environ après l'opération, on prélève du sérum, soit en nature, soit mélangé à de la glycérine (Carrion).

Ou bien on administre le lait de l'animal soit en nature, soit desséché et mélangé à du sucre de lait par parties égales.

Dose. — Sérum antithyroïdien, 1/2 à 5 cc. par jour, en ingestion.

Indication. — Goitre exophtalmique.

SÉRUMS ANTITUBERCULEUX. — A. Sérum naturel d'animal. — Principe de la méthode. — Par l'injection de sang ou de sérum d'animaux généralement réfractaires à la tuberculose, faire passer cet état réfractaire chez le malade.

Nature de l'agent médicamenteux. — Sang de chèvre (S. Bernheim), de chien (Richet et Héricourt), ou sérum.

Mode d'administration. — Injections sous-cutanées (sérum) ou profondes (sang).

Sérum antituberculeux du Dr Viguier de Maillane (de Nîmes).

Principe de la méthode. — 1º La tuberculisation des poules par ingestion de produits tuberculeux, crachats ou autres, apparaît comme négative (Straus et Wurtz, Nocard). L'inoculation même n'y réussit pas. Les poules ainsi inoculées par le Dr Viguier [1], pendant plus deux mois, avec 1cc. de culture de bacilles excessivement virulents et à cinq, six et huit reprises différentes et de huit en huit jours, restèrent réfractaires, résultat confirmé par l'autopsie des animaux.

2° Dans le sérum de poule, la culture de bacille de Koch ne pousse pas.

De là l'application thérapeutique.

Nature de l'agent médicamenteux. — Sérum de poule.

Dose. — 5 à 10 cc.

Mode d'administration. — Injections intramusculaires pratiquées à la région dorsale inférieure ou à la région fessière.

Effets. — *Locaux* : peu intenses.

Généraux : réaction thermique, soit poussée fébrile, soit abaissement thermique momentané.

Pas de réaction du côté de poumon.

Résultats. — Amélioration de l'état général, diminution de la toux, des sueurs, de l'insomnie.

B. **Sérum d'animal rendu réfractaire.** — **Nature de l'agent médicamenteux.** — A un animal : chien, âne, cheval (Marigliano), on injecte les substances toxiques retirées des cultures pures de tuberculose humaine.

Mode d'administration. — Voie sous-cutanée.

C. **Sérum humain.** — Principe de la méthode.

[1] H. VIGUIER DE MAILLANE (Nîmes), Rapport sur les Mémoires présentés à la Commission de la tuberculose par le docteur HÉRARD (*Académie de médecine,* 22 janvier 1907).

— On emprunte (Bloch) le sang à un congénère du malade, indemne de tuberculose, y semblant réfractaire, non syphilitique, et autant que possible arthritique.

D. Sérum tuberculiné (Boinet, de Marseille). — **Principe de la méthode.** — Rendre l'organisme réfractaire à l'aide d'un sérum modifié par les produits solubles du microbe.

Nature de l'agent. Préparation. — Sur une chèvre bien portante, injections sous-cutanées de tuberline; la réaction passée, on prélève du sang dont on tire le sérum.

Mode d'administration. — Injections sous-cutanées.

E. Sérum et vaccin antituberculeux (A. Marmoreck). — **Nature de l'agent thérapeutique.** — Au lieu de partir de la tuberculine, qui ne serait que la toxine préparatoire, on part de la *tuberculine-réaction*, obtenue par culture de bacilles primitifs sur sérum leucotoxique du veau et de bouillon de foie glycériné. On immunise les animaux et on prend leur sérum.

Pour le vaccin on ajoute au sérum antituberculeux des bacilles traités par le sérum leucotoxique et chauffés.

Mode d'administration. Dose. — Injections sous-cutanées à 5, 10, 15 cc.; même voie rectale (G. Petit)[1], on continue pendant trois semaines,

---

[1] PETIT, Le Sérum antituberculeux de Marmoreck (*Société internationale de la tuberculose*, 8 mars 1907).

et on arrête une semaine. On reprend ensuite de même.

Indications. — *Tuberculose* sous toutes les formes, tuberculoses locales, tuberculoses laryngées [1].

SÉRUM ANTITYPHOIDIQUE, SÉRUM ANTITY-PHIQUE.

Principe de la méthode. — Produire un état réfractaire au bacille typhique ou neutraliser ses produits.

Nature de l'agent thérapeutique. — Sérum d'animal inoculé avec des cultures typhiques.

A. Sérum de Chantemesse [2]. — **Préparation du sérum.** — En deux temps : 1º culture en milieu liquide du bacille d'Eberth, à virulence exaltée (Chantemesse), dans un milieu spécial, macération à froid de rate et de moelle osseuse addition-nées d'une petite quantité de sang défibriné; 2º inoculations fractionnées, soit avec une culture de virulence moyenne d'un animal : mouton (Peiper), chien (F. Klemperer et E. Lévy); soit de la toxine obtenue par filtration, cheval (Chante-messe).

La méthode actuelle (1907) de Chantemesse

[1] G. A. WEIL, Les Effets du sérum antituberculeux de Marmoreck dans la tuberculose laryngée (*Société de laryn-gologie, d'otologie et de rhinologie de Paris* (8 novem-bre 1907).

[2] CHANTEMESSE, Sérothérapie de la fièvre typhoïde (op-sonisation antityphoïde) (*XIVᵉ congrès international d'hygiène et de démographie*, Berlin, septembre 1907).

consiste, après avoir obtenu la culture en voile dans du bouillon de rate de bœuf avec large contact de l'oxygène, de recueillir au bout de sept jours la toxine fabriquée qui s'élabore au-dessous de la culture avec le liquide de culture, de centrifuger après chauffage à 55°.

On injecte aux chevaux pendant très longtemps, alternativement dans les veines, une émulsion de bacille typhique, et de la toxine typhoïde soluble sous la peau. Les injections sont espacées, car il y a forte réaction à la suite.

Le meilleur sérum provient de chevaux en voie d'immunisation depuis plusieurs années.

Il peut se conserver longtemps à l'abri de la lumière et de l'oxygène.

Une fois l'animal préparé, quand il ne réagit plus à une nouvelle injection, c'est au bout de vingt jours que le sérum qu'on en tire a son plus grand pouvoir préventif.

B. Sérum de Meyer et Bergell. — Un sérum antityphique a été préparé par Meyer et Bergell [1] (de Berlin). Ces auteurs retirent les bacilles typhiques d'une culture additionnée d'acide chlorhydrique et les laissent macérer pendant vingt-quatre heures, puis filtrent. Le filtrat n'a plus les propriétés toxiques qu'il montrait lorsque la culture de bacille d'Eberth avait été effectuée sans addition d'acide chlorhydrique.

---

[1] Meyer et Bergell, Sérum antityphique (*XXIVe Congrès allemand de médecine,* Wiesbaden, 15-18 avril 1907).

C. Sérum antityphique de Rodet et Lagriffoul [1].

Préparation. — Immunisation d'animaux à l'aide d'injections de bacilles vivants. Vieilli et chauffé, puis additionné d'un complément neuf.

Mode d'action. — Action bactéricide déjà à l'état frais; mais pas d'une façon constante, comme lorsqu'il est vieilli.

Préventif dans les expériences chez les animaux.

Dans le sérum se développe à la fois une antitoxine utile et une substance empêchante nuisible.

On peut éviter l'inconvénient de cette dernière en calculant la quantité de sérum à injecter.

Mode d'administration. — Injections sous-cutanées.

Dose. — Avec le sérum de Meyer et Bergell. Quotidiennement 20 cc. de sérum de chien ou de cheval immunisé suffisent comme dose habituelle. *Plus le malade est malade et plus faible doit être la dose du sérum injecté* (Chantemesse).

La durée de l'action du sérum est d'environ dix jours. On répétera l'injection après ce temps.

Le sérum agit surtout en exaltant la phagocytose. On en trouve la preuve par l'établissement de l'index opsonique. La destruction des bacilles

---

[1] RODET et LAGRIFFOUL, Sérum antityphique (*Congrès français de médecine,* 9e session, octobre 1907, Paris).

typhiques met en circulation une abondance plus ou moins forte de substances pyrétogènes. C'est donc la méthode opsonique qui doit guider dans la fixation de chaque dose. *Injecter le plus tôt possible.*

Avec le sérum de Chantemesse la quantité varie selon le temps de préparation du cheval, quelques gouttes avec des animaux préparés depuis des années.

Mode d'action. — Neutralisation du poison typhique ou stimulation des éléments anatomiques.

Effets. — A. *Locaux.* — A la seconde injection il se forme un peu de tuméfaction locale, mais pas à la première.

B. *Généraux.* — A partir du troisième jour après le début des injections, on verrait se produire une rémission matinale de la fièvre. Vers le deuxième ou le troisième septénaire, la température redeviendrait normale.

On n'aurait pas encore noté d'érythème ni d'albuminurie.

Résultats. — La mortalité, étant de 17 p. 100 dans les services hospitaliers qui n'emploient pas le sérum antityphique, tombe à 4,5 p. 100 dans les salles où le sérum fait partie du traitement (Chantemesse).

Le reste du traitement, bains froids à 24 ou 30°.

Indications. — *Fièvre typhoïde.*

SÉRUM ANTIURINEUX OU ANTICOLIBACILLAIRE (Albarran-Mosny).

Sérum d'animaux vaccinés contre le bacterium coli.

Indications. — *Infections urinaires.*

SÉRUM ANTIVARIOLIQUE.

Principe de la méthode. — Théoriquement, comme déjà l'avaient montré Maurice Raynaud et George M. Sternberg, la possibilité de cette immunisation par le sérum est réelle.

Nature de l'agent médicamenteux. — Sur un veau vacciné, après la fin de tous les phénomènes locaux, on prélève par une saignée un litre de sang, qu'on laisse reposer pour en retirer le sérum.

Ce sérum, filtré, privé de tout élément cellulaire, est capable, à la dose de 2 cc., de rendre inerte 1 cc. de lymphe vaccinale, comme on peut s'en assurer par des inoculations sur les animaux.

Mode d'administration. — Injections sous-cutanées.

Dose. — 15 à 30 cc., selon l'intensité de l'éruption variolique (Kingoun).

Indications. — *Variole.*

SÉRUM ANTIVENIN.

Principe de la méthode. — L'immunité envers les morsures de serpents s'obtiendrait par l'emploi du sang de l'animal dangereux. Ce serait le moyen même par lequel chaque reptile venimeux est préservé contre sa propre morsure ou celle de ses congénères (Physalix).

Nature de l'agent thérapeutique. — On utilise le sang du serpent en nature ou seulement le sérum.

Mode d'administration. — L'injection sous-cutanée est le mode d'emploi préféré (Fraser).

Toutefois la friction sur la peau de l'homme avec la peau d'un serpent récemment tué serait suffisante à protéger contre les accidents, d'après les faits recueillis aux Indes orientales (Stokvis).

Dose — A. *Prophylactique.* — On injecte des doses fractionnées.

B. *Curative.* — 20 cc. autour de la morsure après ligature du membre.

Mode d'action. — Il y aurait plutôt action chimique que physiologique.

Effets. — A. *Locaux.* — Ceux des injections sous-cutanées de sérum.

B. *Généraux.* — Quelquefois réaction fébrile.

Le sujet est immunisé non seulement contre le venin du reptile avec le sang duquel on l'a injecté, mais contre le venin des autres serpents.

Indications. — Avant ou après les morsures de serpent, on peut employer la méthode.

SÉRUMS ARTIFICIELS (solutions salines).

Sérum artificiel, sérum physiologique, solution d'eau salée.

Sous le nom de *sérum artificiel*, on emploie des solutions salines en général à base de chlorure de sodium : leur emploi constitue un mode spécial de sérothérapie ou un succédané de la transfusion.

Principe de la méthode. — On avait l'intention de compenser ainsi les pertes de sérum sanguin ou d'en diluer la toxicité ; en réalité, on provoque plutôt une réaction leucocytaire.

D'où l'efficacité des petites doses souvent répétées, plutôt que des doses massives.

Nature du médicament. — Variétés de formules, presque toujours à base de solution de chlorure de sodium.

N° 1.   Chlorure de sodium . . . . . . 7 gr. 50 centigr.
        Eau distillée stérilisée . . . . . 1 litre.

Sérum artificiel de J. Chéron :

N° 2.   Chlorure de sodium . . . . . . 20 grammes.
        Sulfate de soude 80   —
        Phosphate de soude 40   —
        Acide phénique neigeux 10   —
        Eau bouillie 1000   —

Sérum de Huchard :

N° 3.   Phosphate de soude . . . . . . 10 grammes.
        Chlorure de sodium. 5   —
        Sulfate de soude . . . . 2 gr. 50
        Eau distillée . . . . 100 grammes.

Sérum de Huchard, G. Lyon :

N° 4.   Chlorure de sodium. . . . . . . ⎫
        Phosphate de soude. . . . . . . ⎬ aa 1 gramme.
        Sulfate de soude . . . . ⎭
        Eau distillée stérilisée   100   —

Dose : 2 à 3 cc. par jour.
Tous les trois jours, environ 10 grammes.

Solution de Ch. Hayem :

No 5. Chlorure de sodium. . . . .   5 grammes.
       Sulfate de soude.   10   —
       Eau bouillie 1000   —

Cette solution permet des injections copieuses.

Sérum de Calvagni (de Modène) :

No 6. Chlorure de sodium. . . . . . .   7 gr. 50 centig.
       Bicarbonate de soude. . . . . .   5 grammes.
       Eau distillée bouillie Q. S. pour   1 litre.

Sérum de Cantani (de Modène) :

No 7. Chlorure de sodium . . . . . .   4 grammes.
       Carbonate de soude   2   —
       Eau distillée. . . . .   1 litre.

Sérum de Vaucaire :

No 8. Chlorure de sodium pur . . . .   6 grammes.
       Phosphate de soude   2   —
       Eau stérilisée. . . . .   1 litre.

ou concentré :

No 9. Chlorure de sodium. . . . . . .   1 gr. 50 centig.
       Phosphate de soude. . . . . . .   5 grammes.
       Sulfate de soude   6   —
       Eau distillée 100   —

Sérum de Dujardin-Beaumetz :

No 10. Carbonate de soude. . . . . . .)
       Sulfate de potasse . . . . } ãã 1 gramme.
       Lactate de soude. . . . .)
       Phosphate de soude . . . . . .   0 gr. 50 c.
       Chlorure de sodium. . . . . . .   3 gr. 10 —
       Eau distillée . . . .   1 litre.

Sérum de Sapelier :

No 11. Chlorure de sodium. . . . . 60 grammes.
Chlorure de potassium . . . . . 6 —
Carbonate de soude. . . . . . . 31 —
Phosphate de soude. . . . . . . 4 gr. 50 cent.
Sulfate de potasse . . . . 3 gr. 50 —
Eau distillée bouillie . . . . . . 1 litre.

Sérum de Bardet :

No 12. Chlorure de sodium. . . . . . . 1 gramme.
Acide phénique. . . . . 0 gr. 50 cent.
Phosphate de soude. . . . . . . 3 grammes.
Sulfate de soude . . . . 2 —
Eau distillée . . . . 1000 —

Sérum de Alb. Mathieu :

No 13. Sulfate de soude . . . . 6 grammes.
Phosphate de soude. . . . . . . 4 —
Chlorure de sodium. . . . . . . 1 —
Glycérine. . . . . 20 cc.
Eau distillée . . . . Q. S. pour 1000 cc.

Sérum artificiel de Crocq (de Bruxelles), sans chlorure de sodium .

No 14. Phosphate neutre de sodium . . 2 grammes.
Eau distillée . . . . 100 —

Dose : 1 cc.

Les solutions de phosphates exigent une préparation récente ; elles cultivent facilement des cryptogames.

Sérum de Roussel :

No 15. Phosphate de soude. . . . . . . 50 grammes.
Eau distillée . . . . 1 litre.

Plasma de Quinton.

A la fois naturelle et artificielle, *l'eau de mer isotonique* ou *plasma de Quinton.*

Eau prise au large à 10 m. de profondeur, aseptiquement, et ramenée, par addition d'eau de source très pure, à la densité du plasma sanguin. Ce mélange d'eau de mer et d'eau de source très pure est stérilisé à froid, au filtre Chamberland, en dehors de tout contact métallique et de caoutchouc. Cet ensemble de précautions assure d'une façon rigoureuse les propriétés vitales de ce sérum.

La préparation ne doit pas être trop ancienne, pas plus de trois semaines environ.

Eaux minérales naturelles.

L'injection sous-cutanée d'eau de mer (sérum de Quinton) devait amener l'essai d'injection d'autres solutions salines naturelles. Il y a même là tout un vaste champ d'expérience ouvert aux chercheurs. Jusqu'ici les essais n'ont porté que sur quelques eaux minérales.

On a pratiqué ainsi des injections sous-cutanées d'eaux minérales naturelles.

Pour les eaux de la Bourboule, Gastou et Ferreyoles[1] nous ont donné quelques renseignements.

Nature du médicament. — *Eau minérale* en nature et *prise à la source.*

Doses. — 50 à 100 cc. par injection tous les deux ou trois jours.

---

[1] GASTOU et FERREYOLES, *Les Eaux de la Bourboule en injections sous-cutanées. Comparaison avec les sérums artificiels, l'eau de mer et les eaux radio-actives.*

Mode d'administration. — Par la voie sous-cutanée.

Mode d'action. — Probablement action des ions et de la radio-activité.

Effets de l'eau employée. — Pour celle de la Bourboule, diminution des engorgements ganglionnaires.

Indications. — Celles de l'eau minérale, principalement lors d'intolérance gastro-intestinale.

Il y aurait avantage à substituer aux solutions de chlorure de sodium les mélanges renfermant d'autres sels, en particulier de chaux ou de potasse, comme les suivants :

Liquide de Ringer :

Eau distillée	1000 grammes.
Chlorure de sodium.	6 —
Chlorure de calcium.	0 gr. 10 cent.
Chlorure de potassium.	0 gr. 75 —
Bicarbonate de chaux	0 gr. 10

Netter donne la préférence à la formule suivante, très analogue :

Eau distillée pure.	1000 grammes.
Chlorure de sodium.	7 —
Chlorure de calcium.	0 gr. 26 cent.
Chlorure de potassium.	0 gr. 30 —
Bicarbonate de soude.	0 gr. 20 —

Liquide de Locke :

Eau distillée.	1000 grammes.
Chlorure de sodium	6 —
Chlorure de calcium	0 gr. 26 cent.
Chlorure de potassium	0 gr. 40 —
Bicarbonate de chaux	0 gr. 03 —

Liquide de Howel :

Eau distillée.	1000 grammes.
Chlorure de sodium	7 —
Chlorure de calcium	0 gr. 26 cent.
Chlorure de potassium.	0 gr. 30 —
Bicarbonate de chaux	0 gr. 20 —

Sérum de Fleig [1] :

Chlorure de sodium.	6 gr. 5 cent.
Chlorure de potassium	0 gr. 3 —
Chlorure de calcium	0 gr. 2 —
Sulfate de magnésie.	0 gr. 3 —
Bicarbonate de soude	1 gramme.
Glycérophosphate de soude . . .	4 —
Glycose (facultatif)	1 —
Oxygène facultatif à saturation.	
Eau distillée . . Q. S. pour faire 1000 cc.	

Sérum ferrugineux.

Chlorure ferrique. . 0 gr. 050 à	0 gr. 055
Glycéro-phosphate de soude. . .	4 gr.

Porter ces deux substances à l'ébullition en solution concentrée.

Laisser refroidir.

Ajouter :

Bicarbonate de soude.	1 gramme.

---

[1] C. FLEIG, Les Sérums artificiels à minéralisation complexe et à sels insolubles, injectables dans les veines (*Académie des sciences*, 22 juillet 1907).

8*

Mélanger avec :

Chlorure de sodium.	6 gr. 5 cent.
Chlorure de potassium	0 gr. 3 —
Chlorure de calcium	0 gr. 2 —
Sulfate de magnésie.	0 gr. 3 ··
Glycose.	1 gramme.
Oxygène en saturation.	
Eau	Q. S. p. 1000 cc.

Stériliser à l'autoclave à 110° en ampoules scellées, ou faire au préalable la stérilisation séparée de chaque sel.

L'hydrate ferrique se précipite, mais seulement au bout de quelques heures.

Doses. — 500 cc. et au delà.

Résultats. — Augmentation du nombre des globules rouges et de la valeur globulaire. Chez une chlorotique, globules rouges de 3 150 000 à 4 950 000 globules avec valeur globulaire montée de 0,60 à 0,85, chez une anémique, globules rouges de 1 400 000 à 3 800 000.

Indications. — Chlorose, anémie, hémorragies.

A. Injections sous-cutanées. — On peut se servir des appareils Potain ou Dieulafoy, aseptisés, ou seulement du trocart de ces instruments, auquel on adapte un tube en caoutchouc, relié à un irrigateur neuf stérilisé, soit un récipient quelconque aseptique qu'on puisse élever à une certaine hauteur.

Appareil de Burlureaux.

Appareil de Hallion et Carrion.

Seringue de Roux chez l'enfant.

Il existe dans le commerce des systèmes tout préparés.

Technique. — 1° Asepsie de la peau ;

2° Injecter très lentement : durée vingt à trente minutes.

D'après C. Fleig[1], de ces formules il faudrait choisir celles qui possèdent une composition saline voisine de celle du sérum sanguin.

Lieux de l'injection. — Région interscapulaire, flancs, région inguinale, face interne des cuisses.

Doses. — *Chez l'adulte,* en une fois 200 à 600 cc. Renouveler une ou deux fois à une ou deux autres places, jusqu'à deux litres et demi par séance.

On a attiré l'attention sur l'*inconvénient des hautes doses,* à cause de la rétention des chlorures, et aussi de l'hydrémie possible, d'où *œdèmes, anasarque.*

Après les grandes hémorragies, on avait pensé qu'il fallait, pour réparer la perte sanguine subie par le sujet, lui réintégrer une quantité de sérum plus ou moins abondante.

On a eu des accidents : œdèmes, rétention chlorurée.

L'injection de sérum artificiel agit surtout comme stimulant plus que comme masse liquide.

Même *après hémorragies abondantes, 100 à 200 gr.* de solution saline, à la fois et par jour,

[1] C. Fleig, Les Sérums artificiels et les hémorragies (*Académie des sciences,* 1er juillet 1907).

représentent une dose absolument suffisante [1].

Chez les enfants jeunes, pas plus de 10 cc., répétés deux ou trois fois par jour, sous la peau des lombes ou dans le péritoine même.

Les solutions seront employées à 37°; chez les malades hypothermiques, à 38° et même 39°; chez les hyperthermiques, à 35° à 36°.

Filtrer sur du papier Berzélius stérilisé et plié triple.

Mode d'action. — L'eau salée agit comme succédané du sérum sanguin perdu par les selles diarrhéiques, par l'hémorragie, etc., et comme stimulant de la rénovation globulaire.

Effets. — A. *Locaux.* — Réaction modérée.

B. *Généraux.* — *Augmentation de la tension vasculaire, suractivité des sécrétions, accroissement du nombre des hématoblastes chez les nourrissons.*

Parfois, et le plus souvent chez les sujets tuberculeux même avec des lésions latentes (Hutinel), *ascension thermique de 1° à 2°5, poussée congestive du côté des lésions tuberculeuses* comme avec la tuberculine.

Chez les tuberculeux pulmonaires, même à dose faible de 10 à 20 cc., les injections salines, même l'eau de mer isotonique, donnent lieu à des accidents [2].

---

[1] PAUL BOUCHET, La Question de quantité dans les injections de sérums après les hémorragies post-traumatiques ou post-opératoires (*Bulletin médical*, 4 mai 1907, n° 34, page 392).

[2] CH. MONGOUR (de Bordeaux), Danger du traitement de

Action toni-cardiaque, et diurèse.

Indications. — Toutes les affections où l'on a besoin de renouveler ou de remplacer une certaine quantité de sérum sanguin : *anémie grave, chlorose, hémorragies;* ne pas trop faire augmenter la tension vasculaire qui les reproduirait. La *gastro-entérite,* les *intoxications gastro-intestinales* des nourrissons indiquent les injections d'eau salée. Il en est de même dans les différentes *affections cholériformes : choléra indien, choléra nostras, dysenterie nostras* ou des pays chauds, *urémie.*

Dans l'*eczéma,* affection rebelle, G. Variot et R. Quinton[1] ont obtenu des résultats très sérieux. Ils injectent 30 à 40 cc. à deux ou trois jours d'intervalle et répètent au besoin treize à quinze fois. La première injection provoque une poussée congestive sécrétoire 60 fois sur 100, dont 47 fois très vive.

En dehors de cette poussée aiguë, l'injection n'entraîne aucun autre inconvénient.

On a fait des injections de sérum *pour empêcher les accidents* possibles *de la chloroformisation.*

B. Injections intraveineuses de sérum artificiel.

---

la tuberculose pulmonaire par les injections d'eau de mer isotonique (*Académie de médecine,* 31 décembre 1907).

[1] G. Variot et René Quinton, Traitement de l'eczéma des nourrissons par les injections sous-cutanées d'eau de mer (*Académie de médecine,* juin 1907, — *et Clinique infantile,* n° 13, 1er juillet 1907, page 385).

> Chlorure de sodium . . . . . .   6 grammes.
> Hydrate de soude. . . . . .   50 centigr.
> Eau stérilisée. . . Q. S. pour faire   1 litre.

dans un récipient stérilisé.

Dose dé 1500 à 2000 cc. et même 2500 cc.

Ou la formule déjà donnée :

> Chlorure de sodium . . . . . .   7 gr. 50 centigr.
> Bicarbonate de soude. . . . . .   5 grammes.
> Eau distillée bouillie. . Q. S. pour 1 litre.
>
> (GALVAGNI, de Modène).

Dose : 200 gr. de la solution.

Pour prévenir la coagulation du sang, dans les cas de *collapsus cardiaque*, en particulier dans la *pneumonie*.

Lieux de l'injection. — Au pli du coude, à la veine céphalique ou une autre plus apparente; à la saphène. Asepsie de la région.

Technique. — *Pour la céphalique.* 1° Avec une lancette, flambée ou mise à l'eau bouillante, sectionner la· peau jusqu'à la veine; 2° avec des ciseaux bien coupants du bout, antiseptisés, sectionner latéralement la veine en V la pointe en bas. Veiller à ce qu'un peloton graisseux sous-cutané ne vienne pas obstruer l'ouverture faite; 3° avec un petit trocart aseptique introduit vers l'épaule, obstruer toute la section.

Pour la saphène : 1° disséquer légèrement ; 2° charger sur la sonde cannelée.

Injection aussi dans les artères (artérioclyse).

Trocart relié à un tube de caoutchouc amorcé à l'avance, laissant écouler le liquide contenu dans un récipient un peu élevé.

Régler l'écoulement *très lentement*.

Lorsque toute la quantité voulue de liquide est introduite, retirer le trocart; pansement antiseptique et compressif sur la veine au-dessus de la plaie.

Pour une seconde injection, prendre une autre veine, ou seconde incision au-dessus de la première.

Accidents. — Pour les éviter, n'employer que des instruments et des solutions absolument stérilisés.

Embolie avec un liquide mal filtré.

Phlébite, thrombus (peu important).

Complications opératoires :

Chez les sujets gras, difficulté à rencontrer la veine, d'où section complète de la veine.

Éviter de pousser la dissection, jusqu'à la dénudation.

Mode d'action. — Plus de rapidité que les injections sous-cutanées.

Effets. — A. *Locaux*. — Peu de réaction immédiate; ultérieurement, un peu de phlébite adhésive.

B. *Généraux*. — Immédiatement, à la fin de la transfusion, le plus souvent, frisson.

Véritables *résurrections :* pouls relevé, pression augmentée considérablement, cœur régularisé, diurèse.

Indications. — Dans le *choléra*, dans tous les cas à circulation ralentie, menace de *collapsus*, *hypothermie, anurie, athrepsie, pneumonie, diabète* (coma diabétique), on injecte des solutions de bicarbonate de soude (voir p. 282), ou la solution de Galvagni, *gastro-entérite, scarlatine, urémie.*

C. Lavements de sérum artificiel.

On peut aussi substituer des lavements (P. T. Newstide) aux injections sous-cutanées, intrapéritonéales ou intraveineuses d'eau salée.

Nature de l'agent thérapeutique. — Ajouter quelques gouttes de laudanum, afin de faire garder le lavement.

Inconvénients. — Irritation de l'intestin.

SÉRUM GÉLATINÉ.

Principe de la méthode. — Modifier le sang, de façon à le rendre plus coagulable.

Nature du médicament :

Gélatine	1 gramme.
Chlorure de sodium pur.	30 centigr.
Eau distillée	50 grammes.
	(FULEHRANN).

Mode d'administration. — Injections sous-cutanées ou plutôt intravasculaires, intraveineuses (?), intraanévrismales.

Lieu d'élection. — Fesse.

Préparation. — Pasteuriser à 70° à plusieurs reprises et à plusieurs jours d'intervalle. Ne peut pas, par conséquent, être préparé extemporanément.

Ne pas élever davantage la température.

Dose. — 10 cc. à 50 cc.

Accidents. — Plusieurs cas mortels de *tétanos* ont jeté le discrédit sur la méthode.

Pour l'éviter, n'employer exclusivement que de la *gélatine de poisson* à l'exclusion des gélatines de cheval.

Indications. — *Anévrisme* de l'aorte, injection dans le sac anévrismal (Bacelli), injection intra-vasculaire (Lancereaux). *Hémorragies diverses*, métrorragies, melæna des nouveau-nés.

SÉRUM IODÉ (Deguy).

Iode métallique bisublimé. . . .	0 gr. 02 centigr.
Iodure de potassium	0 gr. 04 —
Sérum de Hayem	100 grammes.

A injecter en deux fois dans la journée.
Faire l'injection lentement.
Quelquefois, il se produit des escarres.

Indications spéciales. — Septicémie dans la diphtérie.

SÉRUM DE TRUNECEK.

Nature du médicament :

Sulfate de soude	44 centigr.
Chlorure de sodium.	4 gr. 92 centigr.
Phosphate de soude.	15 centigr.
Carbonate de soude.	21 —
Sulfate de potasse.	40 —
Eau distillée stérilisée q. s. pour faire	100 —

Mode d'administration. — En injections sous-cutanées, quelquefois en lavements.

Doses. — 2 cc. (Lévi); augmenter de 1 cc. tous les deux jours jusqu'à concurrence de 5 cc. à 10 cc.

En lavement, 35 cc.

Séries de 20 à 30 injections, cesser huit à dix jours et reprendre.

Mode d'action. — Augmenterait la tonicité et diminuerait l'excitabilité de certains centres nerveux.

Effets. — Abaissement de la tension artérielle (Huchard) (?).

Indications. — *Artériosclérose, sclérose des gros vaisseaux, rhumatisme chronique, vertiges, troubles parésiques.*

Vaccins.

ANTILÉPREUX OU LÉPROLINE (Rost).

Principe de la méthode. — Application de la vaccination analogue à celle de la tuberculine.

Nature de la préparation. — Culture du bacille lépreux. Par filtration, obtention de la toxine et concentration.

Mode d'administration. — Injections sous-cutanées.

Effets. — Réaction chez les lépreux analogue à celle de la tuberculine chez le tuberculeux.

Résultats. — Amélioration et guérison [1] des lépreux.

Indications. — Lèpre en général.

ANTINÉOPLASIQUE (Doyen).

Principe de la méthode. — D'après les recherches

---

[1] De Beurmann et Gougerot, Sur la léproline de Rost (*Société médicale des hôpitaux*, 6 décembre 1907).

de Doyen, on trouve dans des néoplasmes de nature différente un microbe d'une façon constante : c'est le *microccocus neoformans*.

Son rôle dans la production même du néoplasme peut s'interpréter différemment, mais son existence constitue un fait vérifié.

Partant de ce fait acquis, Doyen fabrique un vaccin.

Nature de l'agent. — On part de la culture même du micrococcus neoformans, culture qu'on atténue soit par le chlorhydrate de quinine, soit par l'acide cacodylique et l'acide méthylarsénique, soit comme Doyen le fait depuis quelques mois, par l'atoxyl.

C'est d'un côté cette *culture atténuée,* et atténuée à *différents degrés*, et d'un autre côté les toxines retirées de la culture, que l'on emploie dans cette méthode de cure anticancéreuse.

ANTITUBERCULEUX OU TUBERCULINES.

Principe de la méthode. — Les tuberculines ont vu le jour à mesure qu'on a tenté de transformer les produits de culture du bacille tuberculeux en principes vaccinants. Ce sont les vaccins de la tuberculose.

Les sérums antituberculeux procurent l'immunité par un autre mécanisme. Ce sont des agents immunisants moins directs.

Le propre des tuberculines, le principe même du traitement de la tuberculose par une tuberculine repose essentiellement sur l'utilisation thérapeutique du bacille tuberculeux et de ses produits.

Depuis la tuberculine de Koch, qui a ouvert la voie, d'autres préparations sont sorties du laboratoire et ont été appliquées au lit du malade. Nous allons les passer en revue.

TUBERCULINES DE KOCH.

Nature et mode de préparation de l'agent thérapeutique. — PREMIÈRE TUBERCULINE DE KOCH. — Extrait de bacilles tuberculeux par concentration au bain-marie jusqu'à réduction au 1/10e d'une culture sur bouillon glycériné à 5 p. 100.

Elle contient 50 p. 100 de glycérine.

On injecte bouillon et bacille chauffés.

DEUXIÈME TUBERCULINE DE KOCH. — Même préparation, mais avec un bouillon alcalinisé pour désagréger les bacilles; elle représente des bacilles tuberculeux, tués par la chaleur à 115°, desséchés, puis broyés dans un mortier d'agate et émulsionnés dans partie égale d'eau distillée. Le liquide centrifuge qui surnage est additionné de son poids de glycérine. La préparation représente 10 milligr. par centimètre cube.

TROISIÈME TUBERCULINE DE KOCH T. R. — Même préparation que la deuxième, mais centrifugeage de l'extrait, d'où séparation en deux couches T. O. et T. R.; T. R possède une plus grande activité.

A l'Institut Pasteur de Paris, on prépare la tuberculine de la façon suivante : 1° Culture du bacille de tuberculose aviaire en bouillon glycériné, culture en voile qui apparaît du quinzième au vingt-septième jour, à + 37°; culture complète au trente-deuxième ou trente-cinquième jour. Cette culture totale est stérilisée à + 100°, et concentrée à 1/10 au bain-marie; ce liquide, filtré sur papier, constitue la *tuberculine brute*. C'est un liquide brunâtre, sirupeux, à odeur agréable un peu spéciale.

Dose. — On n'utilise que des dilutions très faibles et on n'injecte que quelques gouttes.

Débuter par 1/250e de milligr. de tuberculine de Koch préparée à l'Institut Pasteur; n'augmenter que tous les huit ou dix jours (Guinard)[1].

La première *tuberculine de Koch* a plutôt limité son rôle à fournir un puissant moyen de diagnostic, qui prend une plus grande extension aujourd'hui avec l'ophtalmo et la cuti-réaction, mais qui paraissait se prêter plus difficilement à une action thérapeutique utile.

La seconde tuberculine et même la troisième, la T. R. de Koch, a peu modifié la conviction acquise par les essais avec l'ancienne tuberculine.

En Allemagne, certains auteurs ont obtenu des succès même brillants dans les tuberculoses au début par la nouvelle[2] et même par l'ancienne tuberculine de Koch[3].

---

[1] GUINARD, Traitement de la tuberculose pulmonaire par la tuberculine (*Congrès français de médecine*, 9e session. Paris, oct. 1907).

[2] KRAUSE, *Münchner medic. Wochenschrift*, 1905, n° 32, et *Deutsche med. Wochenschrift*, 1905, n° 51.

[3] *Zeitschrift für Tuberkulosis*, Bd VI.

Effets. — A la suite de l'injection, il y a réaction fébrile plus ou moins accentuée, ce qui a servi pour le diagnostic.

Il y a poussée congestive du côté des lésions, d'où parfois (?) bénéfice thérapeutique.

Indications. — Tuberculose pulmonaire (?), *tuberculoses externes, lupus.* Dans les *adénopathies tuberculeuses* on pourrait utiliser la tuberculine pour aider l'évacuation des masses caséiformes qui se ramollissent sous son influence.

Cuti-thérapeutique.

A l'emploi des tuberculines, celles de Koch en particulier, par injections sous-cutanées en vue d'une action générale, on peut substituer une méthode qui permet une action localisée favorable sur les tuberculoses cutanées.

Technique. C'est ainsi que Nagenschmidt emploie le procédé de *cuti-réaction* non seulement pour une fin diagnostique, mais pour un effet curatif, par scarification sur les régions malades et par inoculation de tuberculine.

Il serait indifférent de se servir de l'ancienne tuberculine de Koch ou d'une dilution faible, celle utilisée pour l'ophtalmo-réaction de Calmette.

Pour limiter la réaction générale, déposer quelques gouttes sur les placards lupiques ou autres tuberculoses cutanées, excorier la peau par grattage superficiel, attendre 15 à 20 secondes, puis absorber l'excédent de tuberculine avec de l'ouate hydrophile sèche ou du buvard.

Effets. — Au lieu de provoquer une prompte papule surmontée d'une croûtelle, *réaction locale* aboutissant à la suppuration et à l'ulcération, puis cicatrisation et régression; mais avec cicatrices peu esthétiques, si l'on emploie la méthode seule.

Réaction générale, courbature, fièvre.

Indications. — Lupus en placard, tuberculose verruqueuse de la peau, mais seulement (Nagenschmidt) pour parfaire les résultats de la photothérapie [1].

TUBERCULINE DE DENYS (de Louvain) B. F.

Sous la désignation abréviative B. F., l'institut de bactériologie de Louvain prépare une tuberculine ou solution de *bouillon filtré* de bacille de la tuberculose.

Mode de préparation, nature [2]. — On cultive le bacille tuberculeux humain sur bouillon de bœuf peptonisé et additionné de 5 p. 100 de glycérine.

On filtre au filtre Chamberland en porcelaine dégourdie, sans autre manipulation, sans ad-

[1] Nagenschmidt, La Cuti-réaction à la tuberculine comme moyen de diagnostic et de traitement des lésions tuberculeuses de la peau (*Deutsche medicinische Wochenschrift,* 3 oct. 1907).

[2] Denys, *Le Bouillon filtré de bacille de la tuberculose dans le traitement de la tuberculose humaine,* 1905.

jonction de substance chimique, sans chauffage.

C'est le liquide, transparent, jaune brun, qu'on
utilise en thérapeutique.

C'est donc le filtrat tel quel ; mais, comme
son action est trop forte au début de la tuberculose, il en est préparé une série de dilutions
d'après le tableau ci-joint :

Il existe différentes concentrations de B. F.

T III,	ou B. F. non dilué	
T II,	— dilué au	$\dfrac{1}{10}$
T I,	— —	$\dfrac{1}{100}$
T 0,	— —	$\dfrac{1}{1\,000}$
T 0 au $\dfrac{1}{10}$ ou T $\dfrac{0}{10}$	— —	$\dfrac{1}{10\,000}$
T 0 au $\dfrac{1}{100}$ ou T $\dfrac{0}{100}$	— —	$\dfrac{1}{100\,000}$
T 0 au $\dfrac{1}{1\,000}$ ou T $\dfrac{0}{1\,000}$	— —	$\dfrac{1}{1\,000\,000}$
T 0 au $\dfrac{1}{10\,000}$ ou T $\dfrac{0}{10\,000}$	— —	$\dfrac{1}{10\,000\,000}$
T 0 au $\dfrac{1}{100\,000}$ ou T $\dfrac{0}{100\,000}$	— —	$\dfrac{1}{100\,000\,000}$

Ne pas oublier le chiffre 0 quand on demande
des dilutions de T 0 ; ne pas demander, par
exemple, de la tuberculine au 1/100, quand on
désire T 0 au 1/100 ou T $\dfrac{0}{100}$.

0,1 de cent. cube de III — équivaut à — 100 — milligr.
de bouillon filtré non dilué.

0,1 — — de II — — 10 —

0,1 — — de I — — 1 —

0,1 — — de 0 — $\dfrac{1}{10}$ —

0,1 — — de 0 au $\dfrac{1}{10}$ — $\dfrac{1}{100}$ —

0,1 — — de 0 au $\dfrac{1}{100}$ — $\dfrac{1}{1\,000}$ —

0,1 — — de 0 au $\dfrac{1}{1\,000}$ — $\dfrac{1}{10\,000}$ —

0,1 — — de 0 au $\dfrac{1}{10\,000}$ — $\dfrac{1}{100\,000}$ —

0,1 — — de 0 au $\dfrac{1}{100\,000}$ — $\dfrac{1}{1\,000\,000}$ de milligr.

Chaque flacon renferme 5 cc.

Le B. F. doit être conservé dans un endroit frais et obscur.

Il doit conserver sa limpidité.

Des faits précis manquent pour établir combien de temps il conserve toutes ses propriétés. Il est probable qu'à l'instar de beaucoup d'autres sécrétions microbiennes, il s'affaiblit à la longue, du moins partiellement. Dans les solutions très diluées, cette altération paraît commencer après peu de semaines et avoir pour résultat un moindre pouvoir vaccinant.

Indications. — La dilution au $\dfrac{1}{100\,000}$ est destinée aux tuberculeux dont la température dépasse 37, c'est-à-dire qui sont fébricitants ; la dilution 0 au $\frac{1}{1\,000}$ aux tuberculeux dont la température ne dépasse pas 37°. La cure doit être conduite de façon à éviter autant que possible toutes les réactions, même les plus légères. Il faut donc manier prudemment le produit[1].

Cette tuberculine s'emploie dans toutes les formes de tuberculose.

Toutes les tuberculoses ne relèvent pas au même titre du bouillon filtré.

Les cas les plus favorables sont ceux dans lesquels les températures sont normales, les lésions peu étendues, l'appétit satisfaisant, l'évolution lente, l'accoutumance facile aux injections de bouillon filtré. Une fièvre élevée et tenace, des lésions étendues aux deux poumons, un appétit et une alimentation déplorables, de même que l'intolérance aux injections constituent ici, comme dans tous autres traitements, des conditions défavorables.

Contre-indications. — Dans les tuberculoses qui sont rapidement mortelles.

Résultats. — Sur 442 cas, comprenant tous les malades qui se sont présentés pendant une période de quatre années, 193 sont guéris et demeurent tels, soit 43,6 p. 100 ; 56, soit 12,6

---

[1] STÉPHANI (Montana), et GOURAUD (Paris), Traitement de la tuberculose par la tuberculine (*Congrès français de médecine*, 9e session, Paris, 1907).

p. 100, jouissent de toutes les apparences de la santé, mais expectorent encore des bacilles; 65 sont améliorés, 9 sont restés stationnaires, 2 sont en recul, 100 ont succombé qui se trouvaient, au début du traitement, dans des conditions désespérées et n'ont pu recevoir que des doses tout à fait minimes de bouillon filtré.

Denys établit, vis-à-vis de la curabilité, 6 types de lésions :

Type 1. — Ni diminution de sonorité, ni râles humides, ni craquements, présence de bacilles.

Type 2. — Zone de diminution de sonorité, de râles humides ou de craquements, ne dépassant pas la clavicule en avant et le bord supérieur de la clavicule en arrière.

Type 3. — Zone ne dépassant pas la deuxième côte en avant et le bord supérieur de l'omoplate en arrière.

Type 4. — Zone descendant en avant jusqu'à la troisième côte, en arrière jusqu'à mi-hauteur de l'omoplate.

Type 5. — Lésions sus-indiquées occupant tout un poumon.

Type 6. — Lésions occupant les deux poumons.

En regard de ces types, voici la statistique de Denys :

Le type 1 donne 33 guérisons, soit 62,2 0/0
—   2 —   56   —   57,1 —
—   3 —   53   —   47,7 —
—   4 —   14   —   34,1 —
—   5 —   19   —   23,7 —
—   6 —   18   —   30,5 —

« En somme, conclut l'auteur, notre procédé nous a donné, sur 442 cas, 314 succès, soit 71 p. 100, et sur ces succès nous comptons 193 guérisons, soit 43,6 p. 100 sur le chiffre total de 442 cas. »

TUBERCULINE DE JACOBS (de Bruxelles) T. J.

Préparation. — Cette tuberculine, préparée et étudiée depuis une douzaine d'années dans le laboratoire de l'Institut Sainte-Anne de Bruxelles, consiste en une dilution d'extraits protoplasmiques de bacilles de Koch. De virulence connue, cette tuberculine ne contient pas de corps microbien. Elle est titrée expérimentalement.

Mode d'emploi. — Elle s'injecte hypodermiquement.

Dose. — La quantité de T. J. à injecter se trouve en ampoules stérilisées de couleurs différentes, correspondantes aux dilutions de plus en plus fortes.

Elle n'exige aucune dilution ultérieure, ni aucune manipulation pouvant la contaminer. On injecte de 4 à 6 ampoules n° I, à six jours en moyenne d'intervalle, autant des n°s II et III, etc.

Si le malade retire tous les avantages thérapeutiques d'un numéro quelconque, il est inutile d'employer des numéros plus forts. On doit, au contraire, descendre d'un numéro ou fractionner la dose si quarante-huit heures après l'injection le malade offre une réaction fébrile nette, cette tuberculine ne devant jamais provoquer de réaction générale.

Résultats[1]. — Avant tout on doit noter l'innocuité du traitement. Plus de 60 000 injections de T. J. ont été faites à différents malades sans qu'aucun accident ait été constaté.

Sur 500 malades traités par le professeur Jacobs, on compte 62 guérisons, 209 améliorations, 58 décès; 171 malades ont abandonné le traitement. Parmi les décès, certains sont dus à l'imprudence des malades ou à des maladies intercurrentes.

Parmi les guérisons, cas de laryngite tuberculeuse, de péritonite tuberculeuse, d'entérite, de tuberculose osseuse, d'arthrite, de coxalgie, de lupus, de gommes tuberculeuses.

M. le docteur Lespinne (de Bruxelles) a, chez les *lupiques*, observé une régression marquée de l'infiltrat, une décongestion, des limites plus nettes et aussi des cordons minces de lymphangite au voisinage des ganglions. Les guérisons se sont maintenues après deux années.

M. le docteur Bernheim (de Paris) remarque qu'après quatre ou cinq injections, l'appétit reparaît et l'état général se remonte. Sur 40 malades, 29 ont été suivis de très près et étaient tuberculeux à la deuxième et à la troisième période. Tous, sauf deux, avaient des bacilles dans les crachats. Chez la plupart, l'amélioration de l'état général et de l'état local a été très appréciable, les crachats ont diminué, les bacilles ont diminué

---

[1] Jacobs, de Bruxelles, *Société internationale de la tuberculose*, 6 mai 1906.

et ont disparu chez un petit nombre de malades.

Le docteur G. Petit (de Paris) a obtenu de bons résultats.

La tuberculine de Jacobs a l'air d'agir surtout sur les microbes associés au bacille de Koch.

Indications. — *Tuberculoses pulmonaires au premier degré* et *tuberculoses extrapulmonaires*, *lupus, adénopathies.*

TUBERCULINE DE BERANECK [1].

Nature et mode de préparation. — La tuberculine Beraneck est préparée avec des cultures de bacilles tuberculeux humains. Elle comprend : 1º des toxines diffusibles ou exotoxines; 2º des endotoxines.

Les exotoxines, désignées par le symbole TB, sont produites par le bacille tuberculeux cultivant dans un bouillon glycériné non peptonisé et non neutralisé. Par ce procédé de préparation, on n'introduit dans le bouillon de culture, ni peptones, ni albumoses qui puissent modifier ou masquer les effets physiologiques et pathologiques des exotoxines tuberculeuses. Après six semaines de culture environ, le bouillon est filtré, d'abord sur papier filtre, puis sur bougie Chamberland;

---

[1] Beraneck, Traitement des différentes formes de tuberculose par la tuberculine Beraneck (*Société Vaudoise de médecine*, 7 juin 1906). — Bauer, Traitement de la tuberculose pulmonaire par la tuberculine (*Congrès français de médecine*, 9e session, Paris, oct. 1907).

il est ensuite évaporé dans le vide et à froid jusqu'à consistance sirupeuse.

Les endotoxines, désignées par le symbole AT, sont des toxines extraites des corps bacillaires par l'acide orthophosphorique à 1 p. 100. Cette extraction se fait à une température de 60° C. au bain-marie, et après refroidissement on sépare par filtration les bacilles des endotoxines.

La tuberculine Beraneck représente un mélange à parties égales de TB et de AT.

A 19 cc. d'eau stérilisée, on ajoute 1/2 cc. de de TB et 1/2 cc. de AT.

On obtient ainsi une dilution au 1/20 qui sert à préparer les différentes solutions destinées aux usages thérapeutiques.

La tuberculine Beraneck est livrée dans le commerce en 15 solutions principales désignées par les symboles $\frac{A}{128}$; $\frac{A}{64}$; $\frac{A}{32}$; $\frac{A}{16}$; $\frac{A}{8}$; $\frac{A}{4}$; $\frac{A}{2}$; A; B; C; D; E; F; G; H. La solution la plus faible est $\frac{A}{128}$; la plus forte est H. Chacune de ces solutions, en commençant par $\frac{A}{128}$, est deux fois plus forte que la précédente; $\frac{A}{64}$ contient donc deux fois plus de tuberculine que $\frac{A}{128}$; $\frac{A}{32}$ en contient deux fois plus que $\frac{A}{64}$ et ainsi de suite. Supposons que H représente la tuberculine Beraneck pure (TBk), nous pourrons donc établir l'échelle décroissante suivante (échelle du prof. Dr Sahli).

$$H = TBk. \quad \text{(Tuberculine Beraneck pure).}$$

$$G = \frac{TBk}{2}, \qquad \frac{A}{2} = \frac{TBk}{256}.$$

$$F = \frac{TBk}{4}, \qquad \frac{A}{4} = \frac{TBk}{512},$$

$$E = \frac{TBk}{8}, \qquad \frac{A}{8} = \frac{TBk}{1\,024},$$

$$D = \frac{TBk}{16}, \qquad \frac{A}{16} = \frac{TBk}{2\,048}.$$

$$C = \frac{TBk}{32}, \qquad \frac{A}{32} = \frac{TBk}{4\,096},$$

$$B = \frac{TBk}{64}, \qquad \frac{A}{64} = \frac{TBk}{8\,192},$$

$$A = \frac{TBk}{128}, \qquad \frac{A}{128} = \frac{TBk}{16\,384}, \text{ etc.}$$

Chaque flacon contient 10 cc. d'une de ces solutions. Les flacons doivent être conservés au frais et à l'obscurité.

En prélevant dans les flacons les doses à injecter, il faut opérer aussi aseptiquement que possible afin de ne souiller ni le bouchon, ni le liquide.

La tuberculine doit rester limpide. Une fois contaminée, elle devient trouble et elle n'est alors plus utilisable.

Mode d'administration. — En *injections sous-cutanées*, ou en *injections profondes locales* dans les articulations ou les foyers osseux, ou en *lavements*.

La seringue et son aiguille (modèle du Prof. Dr Sahli, employé en Suisse) seront stérilisées de préférence par ébullition dans l'eau, sans adjonction d'antiseptiques ou d'alcalins. Avant de faire l'injection, il est recommandé de désinfecter la peau au sublimé à 1/1000.

Ces injections hypodermiques se font dans la règle tous les trois jours. Elles se font plutôt le matin, soit sous la peau du thorax (ce qui est préférable), soit sous la peau des bras [1].

Doses. — Chez les malades fébriles, on commence par 1/20 de cc. de $\dfrac{A}{32}$; répéter deux ou trois fois, en faisant une injection tous les trois jours.

S'il y a réaction (température, pouls, état général, réaction au point d'injection), réduire la dose suivante à 1/40 de cc. de $\dfrac{A}{32}$ ou même solution encore plus faible de tuberculine : $\dfrac{A}{64}$ ou $\dfrac{A}{128}$, etc.

S'il n'y a pas réaction, augmenter chacune des injections suivantes de 1/20 de cc. jusqu'à la dose de 1/2 cc. de $\dfrac{A}{23}$, répéter plusieurs fois.

Si, au cours de l'augmentation des doses, il y a

[1] SAHLI, Ueber Tuberkulinbehandlung (Bâle). — Le Traitement de la tuberculose par la tuberculine, Genève.

réaction en attendre la disparition avant une nouvelle injection que l'on fera à dose plus faible. La dose de 1/2 cc. de $\frac{A}{32}$, répétée plusieurs fois, étant bien tolérée, on passe à la solution de tuberculine $\frac{A}{16}$ qui est donc deux fois plus forte que $\frac{A}{32}$. On injecte tout d'abord 1/10 de cc. $\frac{A}{16}$; puis, en prenant toujours les mêmes précautions en cas de réactions, on augmente chaque fois de 1/20 de cc. jusqu'à ce que la dose de 1/2 cc. $\frac{A}{16}$ soit atteinte. On répète plusieurs fois cette dernière dose de 1/2 cc. $\frac{A}{16}$. S'il se produit des phénomènes réactionnels, on revient à une dose plus faible. Si au contraire la dose de 1/2 cc. $\frac{A}{16}$ est bien tolérée, on passe alors à 1/10 de cc. $\frac{A}{8}$ et, en l'absence de réactions, on augmente chaque fois de 1/20 de cc. $\frac{A}{8}$ jusqu'à ce qu'on atteigne la dose de 1/2 cc. $\frac{A}{8}$, dose que l'on répétera un certain nombre de fois. On procédera avec la même technique en ce qui concerne les autres solutions de tuberculine Beraneck $\frac{A}{4}$; $\frac{A}{2}$; A, etc.

Il n'est pas nécessaire de parcourir toute la gamme des différentes solutions de la tuberculine de Beraneck de $\dfrac{A}{128}$ à H. Individualiser le traitement et ne pas dépasser pour chaque malade la dose de tuberculine tolérée par lui sans provoquer de réaction. Cette dose-limite varie beaucoup d'un individu à l'autre. Chez certains malades, elle répond déjà à quelques vingtièmes de cc. de $\dfrac{A}{32}$; chez d'autres malades, elle répond seulement aux solutions fortes de la tuberculine Beraneck F; G; H par exemple. Si la tolérance à l'égard de la tuberculine est médiocre, n'utiliser que les solutions faibles $\dfrac{A}{64}$; $\dfrac{A}{32}$; $\dfrac{A}{16}$. Chez les malades à tolérance très bonne, parcourir toute la gamme des solutions jusqu'à H y compris et augmenter les doses par 1/10 de cc., à condition qu'il ne survienne pas de réaction.

En cours de traitement, quand on arrive à une dose de tuberculine active au point de vue thérapeutique, c'est-à-dire à une dose optima, on s'y tient aussi longtemps qu'il y a un résultat. La dose optima est distincte de la dose-limite de tolérance dont elle se rapproche parfois. Dans le cours du traitement, il peut se présenter plusieurs doses optima.

Chez les enfants, ainsi que chez les malades fébriles ou débilités, commencer de préférence avec des doses faibles de solutions très faibles

$\dfrac{A}{64}$; $\dfrac{A}{128}$; $\dfrac{A}{256}$, $\dfrac{A}{512}$; même technique prudente dans la progression des doses.

En cas d'affection intercurrente, suspendre les injections, ou bien diminuer la dose et espacer. De même chez les femmes pendant l'époque menstruelle.

Avec cette méthode d'augmentation lente et très graduée des doses de tuberculine Beraneck, le traitement est de longue durée et ses effets thérapeutiques ne se manifestent souvent qu'après plusieurs mois. Mais on évite ainsi l'apparition de phénomènes réactionnels qui peuvent avoir, sur l'état du malade, une répercussion fâcheuse, du moins en ce qui concerne les tuberculoses internes, en particulier les tuberculoses pulmonaire et rénale.

On commence par 1/10 de cc. de A. Si la réaction locale apparaît, on continue le traitement avec la même dose. Si cette réaction est très faible ou nulle, on augmente la dose par 1/10 de cc. jusqu'à l'apparition de la réaction cherchée. A supposer qu'après l'injection de 1/2 cc. de A, la réaction locale soit nulle, on passe à la solution B, puis à tour de rôle aux solutions C, D, E, F, G, H, en suivant la même technique que pour la solution A et en s'en tenant à la dose qui déterminera la réaction locale. A la suite de cette réaction, il pourra se développer un abcès d'élimination qui se vide, se ferme et répond à un processus de guérison. Les injections intrafocales se font, suivant les cas, une à deux fois par semaine.

Attendre que la réaction générale ou thermique soit tombée avant de faire une nouvelle injection.

Effets. — *Réaction générale* ou thermique d'amplitude variable et *réaction locale* dans les tissus malades. C'est cette réaction locale que l'on cherche à provoquer tout en réglant son intensité.

Indications. — Tuberculoses en général, pulmonaire, pleurale, intestinale, péritonéale, rénale.

TUBERCULOSES CHIRURGICALES. — Les tuberculoses chirurgicales (tuberculoses osseuses, abcès froids, etc.), compliquées de lésions pulmonaires ou rénales, seront traitées par les injections hypodermiques de tuberculine Beraneck.

Les tuberculoses chirurgicales compliquées sont traitées par les injections intrafocales. Voici la technique de cette méthode[1]. On détermine autant que possible par la radiographie la ou les lésions tuberculeuses. On injecte la tuberculine directement dans les foyers malades, en utilisant plus particulièrement les solutions de tuberculine de A à H.

Dans l'entérite tuberculeuse, en plus des injections hypodermiques générales, des *lavements à la tuberculine :* à chaque 100 cc. de solution physiologique stérilisée, ajouter 1 cc de la solution A de la tuberculine Beraneck. On prend d'ordinaire 300 cc de solution physiologique additionnés de 3 cc. de A. On introduit ce mélange chauffé

---

[1] DE COULON, de Neuchâtel, *Revue médicale de la Suisse romande,* nᵒ 6, 20 juin 1907.

à 38-40° C. à l'aide d'une sonde œsophagienne de moyen calibre, en poussant cette sonde profondément dans le gros intestin. Ce lavement, qui doit être gardé aussi longtemps que possible, est renouvelé, suivant les cas, une à deux fois par semaine.

Dans les cas de lupus, commencer par le traitement général (injections hypodermiques de tuberculine Beraneck selon la technique du Prof. Dr Sahli). Après deux à trois mois ·d'injections hypodermiques, pratiquer en outre des injections locales faites autant que possible dans les boutons lupiques, avec la solution A de tuberculine Beraneck, à faibles doses. Si la solution A ne produit aucun effet, on passe aux solutions plus fortes B, C, D, etc., en s'en tenant à la solution qui détermine l'affaissement et la cicatrisation des foyers lupiques.

BACILLOSINE de E. Vaillant (de Paris[1]).

Principe de la méthode. — La tuberculine, celle de Koch en particulier, contient les produits des corps bacillaires qui provoquent l'inflammation, la leucocytose et la nécrose. Les éliminer semble préférable.

Nature et mode de préparation. — 1° Culture de bacille tuberculeux humain en bouillon glycériné.

2° Distillations fractionnées de cette culture à

---

[1] E. VAILLANT, de Paris, La Bacillosine, étude clinique et expérimentale (3e *Congrès français de climatothérapie et d'hygiène urbaine*, 1-10 avril 1907).

l'abri de l'oxygène et de toutes oxydacides dans un courant d'azote.

Le produit ne contient plus de corps bacillaires. C'est une solution glycéro-aqueuse de toxines tuberculeuses avec les peptones et les matières albuminoïdes du bouillon.

De cette solution mère, on confectionne trois dilutions : nos 0, 1 et 2.

Mode d'administration. — Injections intra-musculaires, derrière le grand trochanter dans les muscles fessiers.

Dose. — A chaque injection, 2 cc.

Une injection trois fois par semaine, une au plus tous les deux jours, une au moins deux fois par semaine.

Commencer par dix injections n° 0, puis dix n° 1, et continuer par un nombre indéterminé de n° 2 jusqu'à guérison.

Effets. — *Locaux.* — Nuls, pas de douleur; à la première injection un peu d'engourdissement, mais pas aux injections suivantes.

Généraux. — Thérapeutiques : Amélioration de l'état général, cessation plus ou moins rapide de l'amaigrissement et de la faiblesse générale, cessation de la fièvre chez les tuberculeux au premier degré, amélioration chez les autres, disparition des sueurs nocturnes, de l'insomnie, de l'anémie, de la dyspepsie, de l'oppression, de la toux, de l'expectoration, avec diminution des bacilles de Koch; plus d'hémoptysies provoquées.

Au point de vue des lésions, tendance à la

transformation fibreuse et calcaire, qui constitue le processus de guérison.

Pas de poussée réactionnelle,

Indications. — Tuberculoses de tous les organes, tuberculoses pulmonaires de tous les degrés.

TUBERCULINES DE CARL SPENGLER [1].

Principe de la méthode. — L'emploi des tuberculines et vaccins adoptés par l'auteur repose sur :

1º Les propriétés différentes des bacilles tuberculeux bovins et des bacilles tuberculeux humains ;

2º L'existence chez l'homme tuberculeux des deux catégories de bacilles bovins et humains avec prédominance de l'un ou de l'autre; ordinairement prédominance du bacille humain chez l'homme atteint de tuberculose pulmonaire grave, rapide, fébrile.

Du reste, il est possible de constater dans les crachats et les divers produits tuberculeux, à côté des bacilles minces et grêles (type humain), des bacilles gros et courts (type bovin) et différenciables par les procédés spéciaux de coloration.

On peut de plus vérifier dans le sérum des sujets tuberculeux la variété des agglutinines et des précipitines qu'il contient pour se rendre compte dans quelle catégorie d'infection il faut ranger le malade.

[1] ANDRÉ BERGERON, Tuberculine et vaccins de Carl Spengler, principes de sa méthode (*Presse médicale*, nº 99, 7 décembre 1907, p. 798).

Nature de l'agent médicamenteux. — Partant de ces données scientifiques, le Dr Carl Spengler emploie deux tuberculines, une tuberculine humaine, variante de la tuberculine primitive de Koch ou ATO, une tuberculine bovine PTO, et, de plus, deux vaccins TBV et PV, ou émulsion de corps bacillaires.

On emploie l'une ou l'autre selon les cas.

Doses. — On commence par injecter 1/10000e à 1/1000e de milligr. des tuberculines et 1/100000000^e à 1/1000000e de milligr. des vaccins.

TULASE (de Behring).

A mentionner pour mémoire; jusqu'ici elle ne semble pas avoir donné de résultats utilisables dans la pathologie humaine.

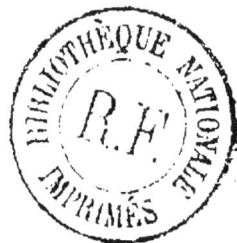

TABLE ALPHABÉTIQUE

Abcès, 104.
— de fixation, 24.
— pulmonaires, 171.
Abeilles (piqûres), 35.
Accouchements (rachi-anes-
thésie), 209.
Acide (médication), 1.
Acné hypertrophique, 154.
Acromégalie, 149, 167, 182.
Addison (Maladie d'), 177,
179.
Adénoïdes (tumeurs), 176.
Agalactie, 162, 171, 182.
Aillaud (Méthode d'), 74.
Albuminurie, 103, 146, 172,
174, 179.
Alcoolisme, 227.
Aliénation, 164, 178, 193.
Amyleusulfase, 73.
Analgésiques (médications),
4.
Anémie, 146, 151, 169, 176,
179, 192, 271.
— pernicieuse, 162, 176.
Anesthésie chirurgicale (ra-
chidienne), 209.
Anesthésiques (médications),
6.
Anévrisme, 284.

Angine streptoccocique, 253.
Aniodol, 141.
Ankyloses, 117, 132.
Anorexie, 151.
Anurie, 281.
Antialbuminurique (médica-
tion), 103.
Anticoagulante (médication),
9.
Anticoquelucheuse (médica-
tion), 10.
Antidiphtérique (médica-
tion), 11.
— (sérum), 229.
Antiémétisante (médication),
13.
Antiéruptive (médication),
100.
Antifébrile (médication), 14.
Antigoutteuse (médication),
22.
Antihémorragique (médica-
tion), 100.
Antiinfectieuse (médica-
tion), 24.
Antimalarique (médication),
29.
Antinévralgique (médica-
tion), 30, 205, 209.

Antipneumonique (médication), 35.

Antipyrexie externe, 14.

Antirhumatismale (médication), 35.

Antispasmodique (médication), 100.

Antisyphilitique (médication), 38.

Antitétanique (médication), 72.

Antituberculeuse (médication), 73.

Antivomitive(médication),13.

Aortique (insuffisance, rétrécissement), 113.

Aortite, 113.

Aphasie, 164.

Appendicite, 80, 87, 90, 92.

Artériosclérose, 1, 113, 114, 119, 172, 179, 194, 285.

Arthralgies, 199.

Arthrites, 104, 132, 196.

Arthritisme, 1, 22, 119, 182.

Asphyxie locale des extrémités, 182.

Asthénie, 164.

Asthme des foins, 182, 229.

Asystolie, 113, 151.

Ataxie locomotrice, 113, 164, 178, 205, 209.

Athrepsie, 190, 281.

Atoxyl, 39, 66.

Avortements, 182.

Bacillusine, 300.

Bactériothérapie, 80.

Balnéation interne, 99.

Basedow (Maladie de), 157.

Bier (Méthode de), 74.

Bifidus (bacillus), 93.

Bile (extrait), 75.

Blennorragie, 11, 134, 199.

Bronchite, 141.

Bronchopneumonie, 24, 104, 157.

Cal, 113.

Calcique (médication), 100.

Cancers, 1, 253, 286, voir les *organes*.

Cutanés, 182, 194.

Cancroïdes, 194, 196.

Cardiopathies, 157, 179.

Céphalée syphilitique, 199, 205.

Charbon, 253.

Chéloïde, 113, 194.

Chloroforme (accidents du), 271.

Chloroformisation médicale, 6.

Chloroses, 146, 164, 176.

Choléra, 11, 227, 271.

Cholériformes (affections), 271.

Chorée, 179, 194, 271.

Cirrhoses, 155.

Colique saturnine, 199.

Colite, voir *Entérocolite*.

Collapsus, 177, 281.

Colloïdale (médication), 104.

Coma, 281.

— diabétique, 281.

Conjonctivite granuleuse, 229.

Congestion, 177.

Constipation,80,87,90,92,182.

Convalescence, 151, 157.

Convulsions, 6.

Coqueluche, 6, 10, 228, 229.

Cystites, 199.

Débilité, 164.
— mentale, 166, 179.
Décalcifiante (médication), 113.
Déchloruration, 113.
Délires, 164, 166.
Diabète, 104, 155, 156, 177, 179, 194, 281.
Diphtérie, 11, 27, 104, 157, 229, 284.
Dysenterie, 80, 87, 90, 92, 247, 248, 271.
Dysménorrhée, 167.
Dyspepsies, 1, 80, 87, 90, 92, 151, 154, 156.
Eclampsie, 205.
Eczéma, 1, 182, 196, 271, 274.
Eléphantiasis, 196.
Embarras gastrique, 153.
Emphysème pulmonaire, 171.
Endocardites, 104.
Entérites, entérocolites, 80, 87, 90, 92, 151, 182.
Entérokinase, 154.
Epidurale (médication), 199.
Epilepsie, 113, 164.
Epithéliomas, 133.
Erysipèle, 24, 253.
Estomac (cancer), 151, 196, voir Dyspepsies.
Ether nitreux, 121.
Exostoses, 113.
Extrait hépatique, 155.
— intestinal, 154.
— pancréatique, 156.
Favuś, 196.
Ferment lab, 154.
Ferments métalliques, 104.
Fibrolysique (médication), 117.

Fibromes utérins, 179.
Fistule, 133.
Fochier (Méthode de), 24.
Foie (affections du), 155, 179.
Formique (acide), 36.
Gangrène, 229.
— pulmonaire, 141, 179.
Gastro-entérite et Gastro-intestinaux (troubles), 13, 80, 87, 90, 92, 151, 154, 271.
Glycogène, 155.
Goitre, 157, 182.
— exophtalmique, 167, 177, 179, 182, 229, 262.
Goutte, 1, 22, 113, 131, 138, 194.
Gravelle, 22.
Grippe, 11, 104, 151.
Gui, 121.
Hallucinations, 166.
Héliothérapie, 192.
Hémoglobinuries, 146, 228, 249.
Hémophilie, 155, 167, 176, 177, 182, 229.
Hémoptysies, 177.
Hémorragie, 100, 176, 177, 229, 271, 284.
Hémorroïdes, 177.
Hypertrychoses, 196.
Hypotensive (médication), 119.
Hypothyroïdie, 182.
Hystérie, 179, 194.
Ichtyose, 182.
Ictères, 104.
Impuissance, 199.
Incontinence d'urine, 177, 179, 199.
Infections, 104.
— urinaires, 269.

Injections gazeuses, 31.
— intranerveuses, 33.
Intoxications, 24.
Intratrachéale (médication), 140.
Ionique (médication), Ionisation. Ionothérapie, 122.
Kystes hydatiques pulmonaires, 171.
Lactation (troubles de la), voir *Agalactie*.
Lab (ferment), 154.
Lactique (acide), 1.
— (ferment), 80, 87, 90, 92.
Lait caillé, 82.
— bulgare, 83.
Lampe de quartz au mercure, 195.
Laryngites, 141.
Lèpre, 182, 229, 286.
Léproline, 288.
Leucémie, 162, 176.
Leucoprophylaxie, 27.
Leucothérapie, 27.
Levures, 81.
Lientérie, 154, 156.
Lumbago, 30, 36, 199, 209.
Lumière bleue, 7.
Lupus, 113, 182, 194, 196, 253.
Lymphatisme, 1, 190.
Manie, 166.
Médiastinite, 113.
Melæna, 285.
Mélancolie, 164, 166, 190.
Méningite, 11, 24, 104, 157, 205, 209, 249.
Ménopause, 119, 164, 167, 182.

Menstruation (troubles de la), voir *Dysménorrhée*, *Ménopause*.
Métrites, 135.
Métrorragies, 284.
Migraine, 22.
Morve, 253.
Minéralisatrice (médication), 146.
Muqueuse stomacale (extrait de), 153.
Myasthénie, 149.
Mycodermothérapie, 81.
Myélite, 199, 205.
Myocardite, 157.
Myxœdème, 182.
Néoplasmes, 286.
Néphrites, 103, 161, 172, 194.
Neurasthénies, 1, 164, 179, 190, 194.
Névralgies, 4, 7, 30, 133, 179, 199, 209.
Névrite optique, 179.
Nitrite d'éthyle, 121.
— de sodium, 120.
Nutrition (troubles de la), 104, voir *Ralentissement*.
Obésité, 182.
Obsession, 193.
Onychomycoses, 196.
Opothérapie, 149.
— associée, 149.
— cardiaque, 151.
— digestive, 151.
— gastrique, 151.
— hépatique, 155.
— hypophysaire, 157.
— intestinale, 154.
— mammaire, 162.
— médullaire, 162, 167.

Opothérapie nerveuse, 164.
— ovarienne, 167.
— pancréatique, 156.
— parathyroïdienne, 190.
— placentaire, 171.
— prostatique, 171.
— pulmonaire, 171.
— rénale, 172.
— splénique, 176.
— surrénale, 177.
— testiculaire, 179.
— thyroïdienne, 182.
Opsonines, Opsonique (méthode), 220.
Oreillons, 4.
Ostéomalacie, 177.
Otite, 113.
Ozène, 229.
Ozènes trachéaux, 141.
Paludisme, 29, 176.
Paralactique (bacille), 93.
Paralysies, 179.
— agitante, voir *Parkinson*.
— diphtérique, 239.
— générale, 179.
— pseudo-hypertrophique, 179.
Paratoxine, 75.
Parkinson (Maladie de), 157, 179, 190, 205.
Pelade, 194, 196.
Perforations intestinales, 27.
Peste, 11, 250.
Phlébite, 9.
Phlegmatia, 9.
Phosphaturies, 146.
Phosphorique (acide), 2.

Photothérapie, 192, 194.
Photothermothérapie, 194.
Pleurésie, 25, 104, 113, 141, 171.
Pneumonie, 25, 35, 104, 157, 229, 251, 281.
Pollakiurie, 199.
Pollutions, 199.
Polyurie, 179.
Ponction lombaire, 205.
Pott (Mal de), 199.
Présure, 154.
Prostate (affections de la), 171, 199.
Prurits, 100, 182.
Psoriasis, 182.
Psychoses, 164.
Puberté (troubles de la), 162, 167.
Puerpérale (fièvre, infection), 24, 104, 253.
Purpura, 24.
Pyocyanase, 11.
Pyocyanique (ferment), 11.
Pyogénèse aseptique artificielle, 24.
Quinisation (coqueluche), 10.
Rachicentèse, 205.
Rachicocaïnisation, 209.
— (accidents cardiaques), 177.
Rachidiennes (médications), 199, 205.
Rachitisme, 1, 162, 176, 177, 190.
Rage, 252.
Radioactive (médication), 214.
Radiothérapie, 196.
Radiumthérapie, 214.

Ralentissement de la nutrition (maladies par), 194.

Récalcifiante (médication), 217.

Régimes, voir *Déchloruration*.

Reins (insuffisance), 172.

Rétrécissements, 113.

Rhumatisme, 1, 4, 104, 113, 132, 179, 182, 190, 194, 196.

Rougeole, 193.

Sarcomes, 176.

Scarlatine, 104, 113, 193.

Sciatique, 199, 205.

Sclérodermie pigmentaire, 182.

Scléroses, 113.

    — de la moelle, 177.

    — en plaques, 177.

Scrofule, 190.

Sénescence, 179.

Septicémie, 24, 27.

Sérothérapie, 220.

Sérum antialcoolique, 227.

    — anticancéreux, 227.

    — anticharbonneux, 227.

    — anticholérique, 227.

    — anticolibacillaire, 269.

    — anticoquelucheux, 228.

    — antidiphtérique, 229, 232, 245.

    — antidysentérique, 247, 248.

    — antihémoglobinurique, 249.

    — antipesteux, 250.

    — antirabique, 252.

    — antistaphylococcique, 253.

    — antistreptococcique, 253.

Sérum antisyphilitique, 255, 256.

    — antitétanique, 261.

    — antituberculeux, 263.

    — — animal, 263.

    — — de Viguier de Maillane, 263.

    — antityphoïdique de Chantemesse, 266.

    — — de Meyer et Bergell, 266.

    — — de Rodet et Lagriffoul, 268.

    — antithyroïdien, 266.

    — antiurineux, 269.

    — antivariolique, 270.

    — antivenin, 270.

    — artificiels, 271, 272.

    — — ferrugineux, 277.

    — de Bardet, 274.

    — de Calvagni, 273.

    — de Crocq, 274.

    — de Dujardin-Beaumetz, 273.

    — (eaux minérales), 275.

    — de Fleig, 277.

    — gélatine, 284.

    — de Hayem, 273.

    — de Huchard, 272.

    — de Huchard et Lyon, 272.

    — humain, 264.

    — iode, 285.

    — liquide de Howel, 277.

    — — de Locke, 276.

    — — de Netter, 276.

    — — de Ringer, 276.

    — de Marmoreck, 265.

    — de Mathieu (Alb.), 274.

Sérum physiologique, 271.
— plasma de Quinton, 274.
— de Roussel, 274.
— de Sapelier, 274.
— de Trunecek, 285.
— tuberculiné, 265.
— de Vaucaire, 273.
Spasmes, affections spasmodiques, 6, 101.
Splénomégalie, 176.
Staphylococcies, 253.
Streptococcies, 253.
Suc gastrique, 151.
— hépatique, 155.
— intestinal, 154.
— pancréatique, 156.
Syphilis, 38, 253, 255.
Sycosis, 196.
Symphyse cardiaque, 113.
Teignes, 196.
Tétanie, 6, 205.
Tétanos, 72, 229, 260.
Tétranitrol, 120.
Thiosinamine, 113.
Thrombose, 9.
Tics, 133.
Tissier (Méthode de), 93.
Tricophyties, 196.
Trinitrine, 119.
Trypsine, 157.
Tuberculines, 287.
— Bacillosine de Vaillant (Paris), 306.
— de Beraneck, 298.

Vaillant, de Carl Spengler, 308.
Tuberculine de Denys (de Louvain), 291.
— de Jacobs (de Bruxelles), 296.
— de Koch, 288.
Tuberculoses, 1, 73, 141, 151, 157, 171, 194, 196, 217, 253, 263, 287.
Tulase, 309.
Tumeurs, 286.
Typhoïde (fièvre), 11, 24, 27, 80, 87, 90, 92, 99, 157, 266.
Ulcères, 133.
Urémie, 113.
Urétrites, voir Blennorragie.
Urticaires, 100, 182.
Utérus (cancer), 209.
Vaccins, 286.
— antilépreux, léproline, 286.
— antinéoplasique, 286.
— antituberculeux, tuberculine, 287.
Vaccination (coqueluche), 10.
Variole, 193, 270.
Venins, 270.
Verrues, 133.
Vertige auriculaire, 205.
Viscéralgies, 199.
Viscum album, 121.
Vomiques, 141, 171.
Vomissements, 13.
Yoghourth, 83.
Zona, 199.

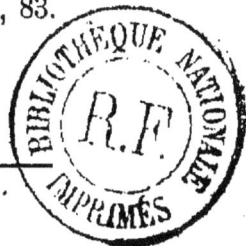

33120. — Tours, impr. Mame.